Margot Ritzer

Naturschutzgebiet Mensch

Wenn Luxus zum Normalfall wird.

Besuchen Sie uns auch im Internet unter
www.naturschutzgebiet-mensch.de

Hinweis für Leser:

Die Autorin hat bei der Erstellung dieses Buches sämtliche Informationen und Ratschläge mit Sorgfalt recherchiert und geprüft, dennoch erfolgen alle Angaben ohne Gewähr. Eine Haftung der Autorin, des Verlages oder seiner Beauftragten für Personen-, Sach- oder Vermögensschäden ist ausgeschlossen.
Bitte respektieren Sie die Grenzen der Selbstbehandlung und suchen Sie bei Erkrankungen einen Arzt auf.

Bibliographische Information der Deutschen Nationalbibliothek:
Die Deutsche Nationalbibliothek verzeichnet diese Publikation in der Deutschen Nationalbibliografie; detaillierte bibliographische Daten sind im Internet über
http://dnb.d-nb.de abrufbar.

© 2012 Margot Ritzer
Redaktion, Satz und Umschlaggestaltung:
IfEG (Institut für Ernährung und Gesundheit), Emmelshausen
Herstellung und Verlag:
Books on Demand GmbH, Norderstedt
ISBN: 9783844805772

Inhalt

Kapitel 4
Unser „ökologisches System" ist gestört

Kapitel 4 86

Kapitel 1
Naturschutzgebiet Mensch

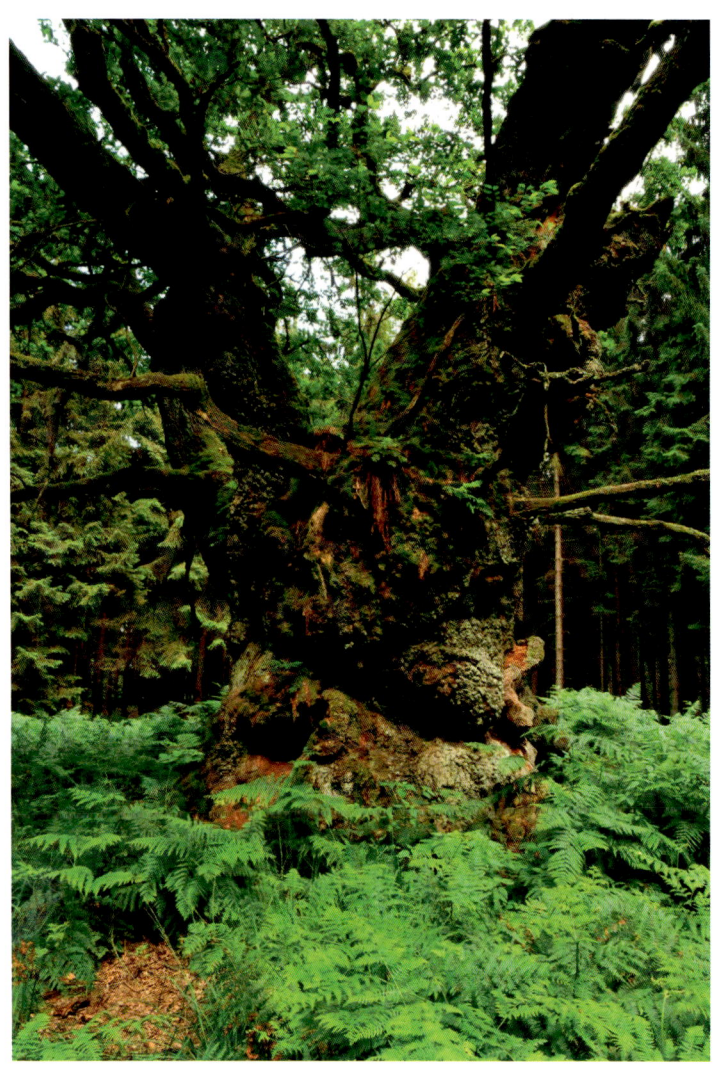

Kapitel 1
Naturschutzgebiet Mensch

Lange habe ich nach einem Titel gesucht, der dem entspricht, was ich in meinem Buch beschreiben möchte. Nicht esoterisch, ein bisschen provokativ, ein bisschen nachdenklich. Und ich hoffe, dass mir dies mit der Auswahl meines Titels Naturschutzgebiet Mensch gelungen ist.

Man würde es vielleicht gemeinhin als „Selbstheilungskräfte" bezeichnen, womit ich mich in meinem Buch beschäftigen möchte. In meiner täglichen Arbeit aber habe ich gelernt, dass der Begriff „Selbstheilungskräfte" bei Weitem zu wenig ist, um das auszudrücken, was unseren Körper gesund, vital und aktiv erhält. Egal in welchem Alter! Unser Immunsystem oder unsere Selbstheilungskräfte sind nur kleiner Teil des großen Ganzen.

Und gerade deshalb schien mir der Vergleich mit einem Naturschutzgebiet am passendsten. Natürlich gibt es auch hier eigene Abwehrsysteme - Abwehrsysteme, die auch einmal geschwächt sein können. Aber nur, wenn das Gesamtkunstwerk „Natur" funktionstüchtig ist, können Schwachstellen problemlos *repariert* werden.

Und so könnte ein passender Vergleich aussehen. Bitte verzeihen Sie mir dabei, wenn ich in Sachen „Forstwirtschaft" nur vage Vorstellungen habe – es ist nicht mein Fachgebiet!

Vom Naturschutzgebiet des Dr. Waldemar Heidekraut...

Wir befinden uns in einem Naturschutzgebiet mitten in Europa. Der letzte Sommer war überdurchschnittlich heiß und trocken! Dr. Waldemar Heidekraut hat sich heute besonders viel Zeit für eine Überprüfung des Waldes genommen. Er ist Revierförster und engagiert sich persönlich intensiv für den Erhalt des Waldes. Schon länger war ihm aufgefallen, dass die jungen Eichen extrem von – na nennen wir sie mal – blauen Eichenkrabblern befallen ist (ich vermute, dass es diese Krabbeltiere nicht wirklich gibt). Natürlich weiß Dr. Heidekraut, dass dieser Käfer zur natürlichen Besiedlung des Waldes gehört. Aber er stellt besorgt fest, dass die vor drei Jahren angepflanzten Eichen durch die trockene Hitze nicht mehr ausreichend

„Selbstheilungskräfte" besitzen, um sich vor den Käfern zu schützen. Die blauen Eichenkrabbler haben überhand genommen – die Eichen drohen einzugehen.

In sein Büro zurückgekehrt, studiert Dr. Heidekraut ausführlich die Liste der in Frage kommenden Pestizide. Besonders „Eichenkrabbler-Ex" scheint hervorragend geeignet: Kaum „Nebenwirkungen", in diesem Fall gezieltes Abtöten des blauen Eichenkrabblers, keine Gefahr für andere Insekten. Gesagt, getan: Die jungen Eichen werden mit dem speziellen Insektizid behandelt und der Erfolg ist schnell sichtbar. Die Schädlinge sind abgestorben, alle anderen Insekten sind unbeschadet davon gekommen und die Eichen scheinen sich schnell zu erholen. Scheinbar alles gut!

Erst zwei Jahre später fällt in unserem Wald auf, dass die Population des Eichenkrabblers weiterhin stark dezimiert ist, jedoch die grüne Eichenlaus sich plötzlich über die Maßen vermehrt. Gleichzeitig wird ein herber Rückgang des Hunsrücker Käferknackers verzeichnet. Einer Vogelart, die sich schon seit Jahrzehnten auf der roten Liste der gefährdeten Vogelarten befindet. Ich könnte diese Geschichte nun noch lange weitererzählen. Aber ich denke, Sie haben es bemerkt: Die grüne Eichenlaus war Nahrung für den blauen Eichenkrabbler und der als Feinschmecker bekannte Hunsrücker Käferknacker liebt keine Speise mehr als den blauen Eichenkrabbler.

...zum Naturschutzgebiet Mensch
Und nun zu uns Menschen: Frau Marita Mangelsheimer ist 45 Jahre alt. Die Kinder (16 und 18) sind gerade aus dem Gröbsten heraus. Vor einem halben Jahr hat sie endlich den Wiedereinstieg ins Berufsleben geschafft.

Die gelernte Kindergärtnerin liebt ihre Aufgabe! Aber ein bisschen stressig ist das Ganze natürlich schon: Haushalt, Kinder und Beruf! Und so ganz regelmäßig und ausgewogen ist das mit der Ernährung auch nicht mehr. Das kriegt man bei dem Stress einfach nicht immer so „gebacken"! Schon seit einigen Wochen schläft sie nicht sehr gut und manchmal hat sie regelrechtes Herzklopfen. Oft hat sie abends geschwollene Beine. Ihr Blutdruck, der früher immer eher zu niedrig war, ist an manchen Tagen ziemlich hoch. Sie misst ihn deshalb regelmäßig und Werte so um 150 / 90 sind keine Seltenheit mehr.

Besorgt konsultiert Frau Mangelsheimer ihren Hausarzt Dr. Kümmer-Sorgsam, der die ganze Familie schon seit Jahren betreut. Sofort lässt dieser ein Langzeit EKG durchführen.

Die Diagnose: Leichte Herzrhythmus-Störungen und immer wieder überhöhte Blutdruck-Werte. Nach langer und genauer Überlegung entschließt sich der Arzt für die Verordnung eines leichten Beta-Blockers in Kombination mit einem ebenfalls leichten Diuretikum (Entwässerungs-mittel).

Und tatsächlich: auch hier (wie in unserem ersten Beispiel) greift die Maßnahme schnell und zuverlässig. Der Blutdruck wird stabil auf den Normalwert reduziert, das Herz schlägt wieder regelmäßig. Und auch die Ödeme in den Beinen sind weniger geworden! Frau Mangelsheimer kann wieder ruhig und tief schlafen.

Doch bereits ein halbes Jahr später tauchen die Beschwerden wieder auf, stärker denn je.

Der Grund? Aufgrund von Stress und vieler anderer Lebensumstände hatte sich bei Mangelsheimer ein Mangel an Magnesium und am Coenzym Q10 aufgebaut. Ein solcher Mangel kann zu den beschriebenen Symptomen führen. Und die verordneten Medikamente? Diuretika können einen Mangel an Mineralstoffen weiter verstärken, Beta-Blocker die körpereigene Herstellung (Synthese) von Coenzym Q10 behindern.

Beide Beispiele zeigen klar: Schon ein scheinbar kleiner und sehr gut geplanter Eingriff kann Probleme in einem komplexen System verstärken und einen unvorhersehbaren Teufelskreis einleiten, der meist nur schwer wieder aufzubrechen ist. Mein Ziel ist es, Ihnen mit diesem Buch dabei zu helfen, diesen Teufelskreis zu verhindern oder aufzubrechen - in unserem hoch durchdachten Organismus, dem Naturschutzgebiet Mensch.

Kapitel 2
Von der Schulmedizin zum
Naturschutzgebiet Mensch

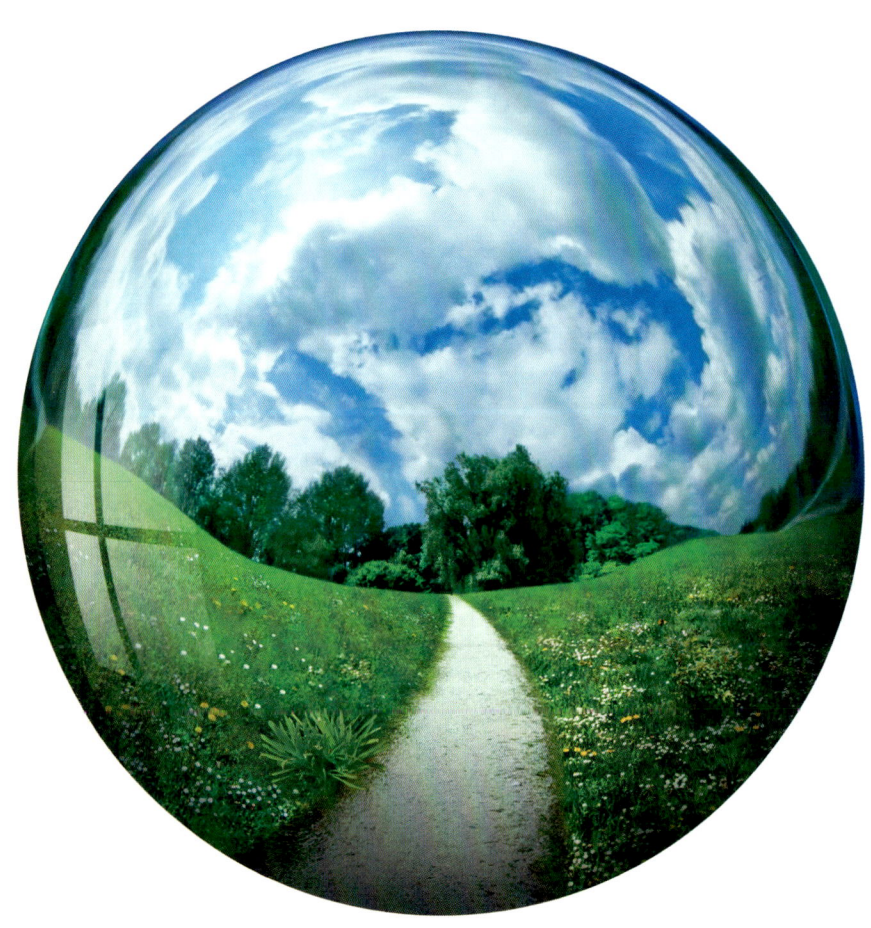

Kapitel 2
Von der Schulmedizin zum Naturschutzgebiet Mensch

Meine Geschichte – meine Motivation

Wenn ich Bücher lese, die wissenschaftliche Fakten subjektiv verknüpfen, ist für mich immer wichtig, einen Eindruck vom Autor zu haben. Warum schreibt er, was ist sein persönlicher Hintergrund, was ist seine Motivation.

Geboren wurde ich 1954 als sechstes - von sechs - Kind, will sagen ich war die Kleinste. Die Familie ziemlich ungewöhnlich: Mein Vater war Belgier, meine Mutter Österreicherin – beide sehr selbstständige Menschen. Meine Mutter ohne Diskussion gleichberechtigt!

Meine Mutter war in einfachen Verhältnissen aufgewachsen. Hatte in Wien Medizin studiert, musste aber im 3. Reich wegen ihrer „Gesinnung und Herkunft" das Studium vorzeitig beenden.

Wir alle wuchsen im Glauben an Bildung und Wissenschaft – und damit auch die Schulmedizin auf. Was damals auch noch mehr als verständlich war. Hatte doch die Naturwissenschaft, die pharmazeutische und medizinische Forschung so wunderbare Dinge wie Röntgen, Antibiotika oder die Pille entwickelt. Erkenntnisse und Stoffe, die heute oft in der Kritik stehen, die aber Millionen von Menschen und Tieren viel Leid erspart haben. Wie ist es passiert, dass solch phantastische Erfindungen so massiv in der Kritik stehen. Das dürfte wohl daran liegen, dass sie – wie viele andere Dinge in unserer Gesellschaft – als Normalität angesehen werden. Sie mutierten vom Luxus zur Normalität. Dazu aber im nächsten Kapitel mehr – zurück zu meiner Geschichte.

Wie gesagt, Bildung war wichtige Basis in unserer Familie. Und so „bauten" alle Kinder ihr Abitur und studierten. Ich bin heute also Teil einer großen Familie (mit Partnern, Nichten und Neffen), von denen überdurchschnittlich viele sich irgendwie mit Gesundheit beschäftigen, sei es als Ärzte, Apotheker oder Tierärzte. Auch ich ging meinen Weg weiter in Richtung Medizin und begann eine klassische Konzernlaufbahn in mehreren Pharma-Unternehmen, zuletzt in führenden Positionen im internationalen Marketing. Im sicheren Glauben an die Schulmedizin und ihre Erkenntnisse!

Bis ich 1985 eine Frau traf, die diese Einstellung erstmals massiv in Frage stellte. Eine Frau, die heute zu meinen engsten Freunden gehört: Ljudmilla Rumjantseva, eine russische Ärztin – damals Mitte 50, die zu dieser Zeit als Oberärztin in einer Kinderklinik in St. Petersburg arbeitete. „Natürlich kenne ich die Wirksamkeit Eurer Arzneimittel schon seit dem Studium. Ich hätte sie in meiner klinischen Tätigkeit auch gerne eingesetzt. Aber sie standen uns nicht, oder nur sehr begrenzt zur Verfügung. Und das war Gott sei Dank mein Weg zurück zur Naturheilkunde! Oder was meinen Sie ist dafür verantwortlich, dass ein großer Knochen mit allen Gefäßen und verletztem Gewebe wieder zusammenwächst, wenn man ihn gebrochen hat? Der Arzt? Die Medizin? Nein, die können nur schienen, nageln oder gipsen! Es sind unsere körpereigenen Selbstheilungskräfte! Und je gesünder der Mensch, desto schneller und kompletter die Heilung!"
Mein erster Kontakt mit dem Naturschutzgebiet Mensch!

Nach der Geburt unserer beiden geliebten Kinder (Annou, Jahrgang 1989, und Christian, Jahrgang 1990) gründeten mein Mann (ehemaliger hochdotierter Pharmamanager) und ich das eigene Unternehmen. In der Hoffnung ein bisschen von dem realisieren zu können, was wir inzwischen über die Natur und die Menschen gelernt hatten.

Viele Erkenntnisse, die ich in der Folgezeit mit Nährstoffen machen durfte, hätte ich noch wenige Jahre vorher für Esoterik, Übertreibung, Placeboeffekt oder Geschäftemacherei gehalten. Doch ich wurde immer mehr eines Besseren belehrt. Und – ich hatte es bereits erwähnt: Wir waren von Hause aus dazu erzogen, uns zu bilden und neugierig zu sein. Und so begann ich, mich intensiv mit der Wirksamkeit von Nährstoffen zu beschäftigen. Das war vor ca. 20 Jahren!

Mit der Gründung des Institutes für Ernährung und Gesundheit im Jahre 2004 entstand ein weiterer wichtiger Meilenstein auf meinem Weg auf der Spur unseres „Naturschutzgebietes Mensch". Zusammen mit Medizinern, Pharmazeuten und Lebensmittelchemikern konnte ich noch intensiver recherchieren und das erworbene Wissen in neue, hoch wirksame Nahrungsergänzungsmittel umzusetzen. Ich begann mein Wissen in Vorträgen vor Fachleuten und interessierten Privatpersonen weiterzugeben, wurde in Expertengremien von Fachzeitschriften aufgenommen und schrieb mein erstes Buch mit dem Titel „Dem Jojo-Effekt ein Schnippchen schlagen.". So konnte ich vielen Tausenden von wissenshungrigen und aufgeschlossenen Menschen eine neue Tür aufstoßen und auch sie für die Wirksamkeit von Nährstoffen interessieren.

Im Juli 2010 lernte ich Dr. med. Uwe Spohr kennen, der als Internist mit langjähriger schulmedizinischer Erfahrung heute eine hoch erfolgreiche Praxis führt, in der er ausschließlich auf energetische Medizin setzt. Zusammen mit Dr. Spohr wurden neue Produkte entwickelt. Sein unglaublich komplexes Wissen, das sich aus schulmedizinischen, bioenergetischen und naturheilkundlichen Komponenten zusammensetzt, hat mir viele weitere Erkenntnisse über die unfassbaren Zusammenhänge in unserem Körper ermöglicht. Dafür herzlichen Dank!

Röntgenbilder, Blutwerte - oft nicht mehr als „Schnappschüsse" aus dem Naturschutzgebiet Mensch.

Die moderne Wissenschaft hat uns wunderbare Möglichkeiten eröffnet, in unseren Körper hineinzusehen. Doch immer häufiger bedauern Ärzte, dass ihre Diagnosen auf wackligen Beinen stehen. Weil Röntgenbilder und Blutwerte, so ausgefeilt sie sind, oft keine Zusammenhänge, sondern nur Symptome erkennen lassen.

Bioresonanz, energetische Medizin und andere naturheilkundliche Methoden.

Es waren vor allem Gespräche mit Dr. Spohr und seine Arbeit, die mich dazu brachten, mich vermehrt mit naturheilkundlichen Behandlungs-Verfahren wie Bioresonanz, energetischer Medizin, Quantenheilung und später auch mit Dunkelfeld-Mikroskopie zu beschäftigen!

Ich bekam es hier „plötzlich" mit Diagnose- und Heilverfahren zu tun, die ich bis dahin für esoterisch und – offengestanden – ziemlichen Unsinn gehalten hatte. Umso mehr, als sie von der Schulmedizin meist als nicht bewiesen oder ausreichend belegt abgetan werden. Wider besseres Wissen, hatte ich mich – wie schon früher in Sachen Nahrungsergänzung – der gängigen Meinung angeschlossen.

Auch wenn ich als „normaler Mensch" wissenschaftliche Zusammenhänge wie die Relativitätstheorie nicht wirklich verstehen kann, ist es mir doch wichtig, dass sie wissenschaftlich erklärbar und damit auch in gewisser Weise nachvollziehbar sind! Und es ist gerade die Bioresonanz, die mich so fasziniert hat, dass ich ihr einige Zeilen meines Buches widmen möchte. In der Hoffnung, dass ich sie vielen Menschen näher bringen kann.

Die Bioresonanz ist eine Technik, die in Russland entwickelt wurde und zwar zur Unterstützung des Militärs und der Raumfahrt. Das lässt einen ja schon irgendwie aufhorchen. Denn Militärs und Raumfahrt-Wissenschaftler würden wohl kaum an einer Technik arbeiten, die nicht funktioniert! Bioresonanz arbeitet mit der Tatsache, dass jede Materie eine bestimmte Schwingung hat. Also eine Art „Eigenbewegung".

Die große Aufgabe der Wissenschaftler in der Bioresonanz-Forschung bestand nun darin, diese besonderen Schwingungen möglichst genau Organen, Erregern und gesundheitlichen Problemen zuzuordnen. Natürlich konnten staatliche Stellen in der ehemaligen UDSSR auf eine große Menge von Probanden zurückgreifen.

Es war nun also möglich zu sagen: Eine gesunde Leberzelle hat die Schwingung „L". Einem bestimmten Erreger wiederum konnte die Schwingung „X" zugeordnet werden. Langjährige und intensive wissenschaftliche Forschungen fanden heraus, welche Schwingung Leberzellen hatten, wenn sie von diesem Erreger befallen waren. Nennen wir sie „LX". Lange Zeit war diese Wissenschaft nun dadurch begrenzt, dass es zwar eine ungeheure Vielzahl von Informationen gab, aber die Kombination und das Zusammentragen der Informationen kaum zu bewältigen war.

Erst mit der Entwicklung von Hochleistungs-Rechnern, konnte die Vielzahl der Informationen endlich optimal kombiniert werden. Und dies tut man in der Bioresonanz heute mit Laptops. Ein guter Therapeut kann deshalb mit dem richtigen Bioresonanz-Gerät ziemlich genau sagen, wie es um den Zustand unseres Naturschutzgebiets Mensch bestellt ist. Er kann darüber hinaus feststellen, welche Organe oder Körperbereiche wie stark von welchen Erregern oder Blockaden betroffen sind.

Sie erinnern sich vielleicht auch noch an eine – eigentlich ganz leicht verständliche – Tatsache aus dem Physik-Unterricht. Wenn man einer Welle eine identische Gegenwelle „zuschickt" wird sie ausgeglichen. Und auch diese Lehre wird in der Bioresonanz-Therapie eingesetzt: Ist also unsere Leber-Zelle aus dem Schwingungsgleichgewicht (z.B. durch einen Erreger) geraten, so sendet man die richtige Wellenlänge („L") und versucht so, die natürliche Kraft der Zelle wieder herzustellen.

Diese Erklärung ist natürlich stark vereinfacht. Es ist aber mein Versuch, schwierige wissenschaftliche Zusammenhänge für uns alle ein wenig verständlicher zu machen! In der Hoffnung, die Eine oder den Anderen von Ihnen für diese Diagnose- und Heilmethode zu interessieren und zu faszinieren.

Krankheits-Erreger – manchmal ungebetene Dauergäste

Sehen wir uns nun unseren Körper in einer solchen ganzheitlichen Untersuchungsmethode an, stellen wir fest, dass jeder Mensch von Krankheits-Erregern besiedelt ist. Denn auch sie gehören zu unserem System. Und sie begleiten uns Menschen seit es uns gibt.

Denken wir z.B. an Herpes-Viren. Jeder, der schon einmal von diesen lästigen Vertretern befallen war, kennt ihr perfides System: Sie sitzen in den Zellen und verhalten sich ruhig – bis unser Immunsystem einmal schwächelt. Wenn wir krank sind, uns stressen oder anstrengen, wenn die „Damen der Schöpfung" ihre Tage bekommen oder wir besonders aufgeregt sind, weil heute ein besonders wichtiger Tag ist.

Dann ist die Zeit der Herpes-Jungs (könnten natürlich auch Mädels sein) gekommen. Sie nutzen die Chance – und da sind sie, die lästigen juckenden Lippenbläschen. Und ist Ihnen schon einmal aufgefallen, dass es immer wieder dieselben Stellen sind, an denen die Bläschen erscheinen? Herpes-Viren verschwinden nämlich nicht, sie bleiben vor Ort. Das dürfen sie auch, solange unser System intakt ist und sich wehren kann.

Aber naturheilkundliche Untersuchungstechniken wie die Bioresonanz zeigen noch mehr. Herpes-Viren beschränken ihre Anwesenheit nicht nur auf die offensichtlich befallenen Stellen. Warum sollten sie auch. Niemand kann sie daran hindern, mit dem Blut den gesamten Körper zu besiedeln. Das klingt vielleicht gefährlich, aber sie wissen ja: auch diese Erreger gehören zu unserem „Naturschutzgebiet" und solange unsere Systeme gut arbeiten, sind sie vielleicht nicht gern gesehen, aber eben geduldet (ähnlich wie der „dummschwätzende" Arbeitskollege).

In der Bioresonanz kann man Herpes-Viren oft im ganzen Körper feststellen, so auch in Gelenken und Organen. Und überall können sie gesundheitliche Probleme auslösen, wenn wir sie „an die Macht kommen lassen" und unsere Systeme sie nicht zurückdrängen können.

Neben Auslösern akuter Erkrankungen, wie Grippeviren o.ä., gibt es also auch Erreger, die sich sozusagen in uns einnisten, um dort ein – hoffentlich karges – Leben zu fristen. Lassen wir es aber zu, können sie uns ernsthafte und zum Teil sehr schwerwiegende Probleme verursachen. Zu diesen Unholden gehören z.B. Pilze, der so genannte Helicobacter pyloris oder Borrelien.

Helicobacter pyloris

Helicobacter pyloris z.B. wurde mittlerweile als der Haupterreger von Magenschleimhautentzündungen und Magengeschwüren bis hin zu Magenkrebs dingfest gemacht. Bis in die 90er Jahre des letzten Jahrhunderts (klingt so „historisch", ist aber natürlich so ca. 1990) ging man davon aus, dass wohl kein Erreger die starke Säure des Magens überleben würde. Denn die Magensäure ist ja letztlich unter anderem dazu da, Erreger – also auch Bakterien – abzutöten.

Da hat aber unser Helicobacter sich eine gute Abwehrstrategie ausgedacht: er bildet aus Substanzen, die er aus dem Magensaft „bezieht", um sich herum eine Schutzschicht, so dass die Magensäure gar nicht bis an das Bakterium herankommt! Und hat man sich mit diesem Bakterium infiziert, ist es unglaublich schwierig, ihn gänzlich zu eliminieren. Die Arzneimittel, die gegen Helicobacter pylori eingesetzt werden, sind starke Antibiotika und so genannte Protonenpumpenhemmer (z.B. Omeprazol, Pantoprazol). Sie sind oft im ersten Moment wirksam, können aber langfristig ein schweres Ungleichgewicht im Naturschutzgebiet Mensch verursachen.

In einer Studie eines schwedisch-amerikanischen Forscherteams wurde festgestellt, was Naturheilkundlern aufgrund von Bioresonanz-Untersuchungen lang klar war. Helicobacter pylori Bakterien können auch in die Blutbahn gelangen und dort entzündliche Erkrankungen wie z.B. Rheuma und Arterienverkalkung auslösen! Dr. Spohr erzählte mir von einem Patienten, bei dem er Helicobacter im Knie finden konnte!

Borrelien

Eine der heute immer häufiger vorkommenden Erkrankungen ist die Borreliose. Erreger ist die so genannte Borrelia burgdorferi. Ein Bakterium, das zwar hauptsächlich durch Zecken, aber – wie man mittlerweile weiß – auch durch Stiche anderer Insekten wie Bremsen und Mücken übertragen werden kann.

Die besondere Problematik einer Borreliose liegt in 2 Aspekten:
- ✓ Borrelien sind sehr schnell in der Lage, ihre Strukturen zu verändern. Das macht es für unseren Organismus – und auch für Arzneimittel – besonders schwer, sie gänzlich zu vernichten.
- ✓ Borrelien sind – und das ergibt sich daraus - gegen die meisten Antibiotika resistent.

Typische Borreliose-Beschwerden werden vor allem durch so genannte „Stoffwechselprodukte der Bakterien", also ihre Ausscheidungen, ausgelöst.

Nachweislich sind viele Menschen von Borrelien befallen, haben aber häufig keine Probleme. Andererseits lässt sich feststellen, dass Borreliose besonders bei einer Schwächung des Immunsystems ausbricht, auch wenn diese Schwächung durch eine innere Blockade unseres Organismus ausgelöst wird. Mit solchen Blockaden werden wir uns im weiteren Verlauf des Buchs intensiv beschäftigen.

E.coli Bakterien (escherichia coli)

Ein besonders faszinierendes Beispiel für die perfekte Anpassungsfähigkeit und Symbiose unseres Organismus ist der gezielte Einsatz von E.coli-Bakterien (sie heißen in Wirklichkeit escherichia coli – warum man meist die Abkürzung nutzt, dürfte wohl jedem klar sein) in unserem Darm. Dieses Bakterium ist wichtiger Bestandteil der Darmflora und sorgt dort u.a. für ausgewogene Verhältnisse und einen gesundes Verdauungsorgan.

Außerhalb des Darms aber kann dieses E.coli Bakterium nicht unerheblichen Schaden anrichten. Ist zum Beispiel die Schleimhautbesiedlung unserer Harnwege nicht intakt, kann es Harnwegsinfekte verursachen (es steigt dabei vom After in die „falschen" Körperöffnungen auf) und andere entzündliche Erkrankungen auslösen.

Parasiten

Zuletzt wollen wir aber auch unsere „Freunde", die Parasiten, nicht vergessen. Auch sie begleiten uns Säugetiere schon seit Anbeginn und verstehen uns als hoch ertragreiche Gastgeber. Ein Befall mit Parasiten, diesen mehr oder weniger niedlichen Mitbewohnern unseres Systems, gehört zu den „verstärkt" gemiedenen Themen. Hält sich in diesem Zusammenhang doch hartnäckig die Mär von mangelnder Hygiene.

Aber natürlich finden Parasiten viele Wege in den nährenden Wirt – und das sind leider – unter anderem - wir. Sie werden über Insekten und sogar Wind übertragen, befinden sich also im Wasser, in der Luft und im Essen, das wir zu uns nehmen. Unser Körper wehrt sich gegen ihr Eindringen über den aggressiven Magensaft und hochaktive Verdauungssäfte - wenn wir ihn lassen. Das tun wir aber oft nicht mehr, wie wir später noch erkennen werden.

Jeder liebende Tierbesitzer weiß um die Gefährlichkeit von Parasiten, die sich nicht nur im Darm tummeln, sondern auch in die Blutgefäße wandern können, um sich dort zu vermehren. Einige Stoffe, die von Parasiten abgegeben werden, stehen außerdem im Verdacht, die Entstehung von Krebserkrankungen zu begünstigen.

Übrigens gehen immer mehr Wissenschaftler davon aus, dass die meisten chronischen Krankheiten wie Arteriosklerose oder Alzheimer infektiöse Auslöser (Viren, Bakterien, Pilze oder Parasiten) haben. Auch kommen diese ungebetenen Gäste immer mehr in den Verdacht, sogar für Übergewicht, Bandscheibenvorfälle und psychische Erkrankungen (und viele andere Erkrankungen mehr) verantwortlich zu sein.

Kapitel 3
Wenn Luxus zum Normalfall wird.

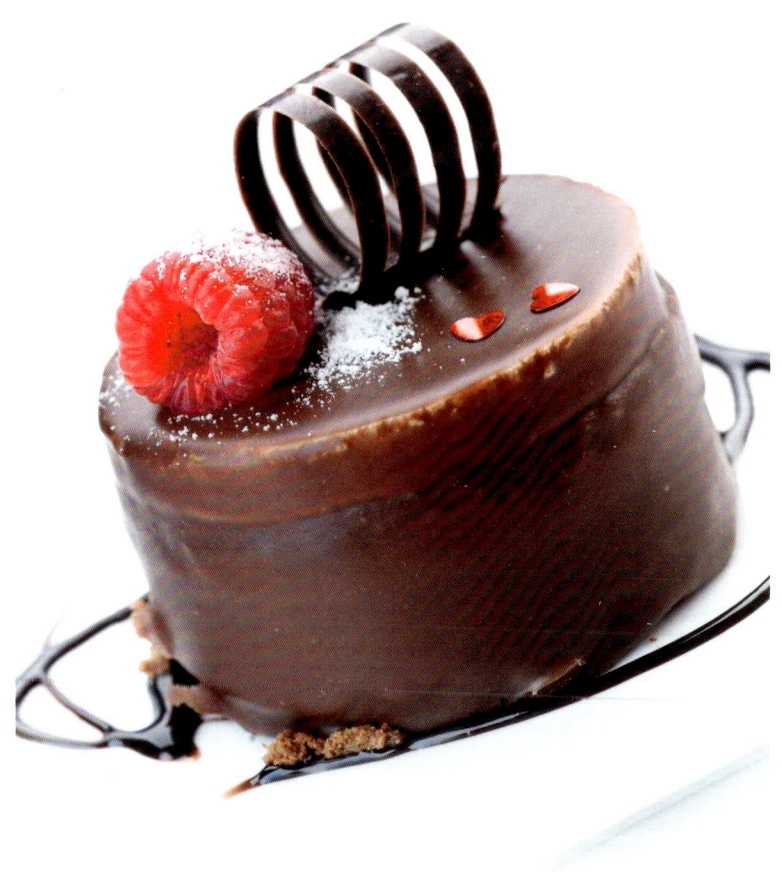

Kapitel 3
Wenn Luxus zum Normalfall wird.

Wir alle, zumindest wir in den großen Industrienationen, leben heute in großem Luxus. Meine Generation ist in einer Zeit und einer Gegend unserer Mutter Erde geboren, die uns Mitteleuropäern eine unvorstellbare Fülle von Glück und Möglichkeiten schenkt. Krieg, Naturkatastrophen, Armut, all das ist uns erspart geblieben. Und gerade diesem Umstand ist es wohl zu „verdanken", dass wir gegebene Dinge immer weniger zu schätzen wissen und einen fast unstillbaren Hunger auf Mehr verspüren. Und leider wird das, was eigentlich im Ursprung einmal Luxus war, schnell zum Normalfall! Ein Normalfall, der – wie ich Ihnen in den nächsten Kapiteln aufzeigen möchte – schnell zur Falle werden kann!

Fast alle Krankheiten können heute diagnostiziert, viele behandelt und manche auch geheilt werden. Wir haben alle über die Maßen viel zu essen. Doch ist wirklich alles, was möglich ist, auch erstrebenswert?

Oft wird heute in lobenden Tönen darüber philosophiert, wie alt wir heute werden und welch ein Glück uns Medizin und Nahrungsangebot bescheren. Sehen wir uns die Tatsachen einmal genauer an, dann sieht das Ganze schon etwas anders aus. Krankheiten wie Allergien, Lebensmittelunverträglichkeiten und Hautkrankheiten kommen immer häufiger schon bei Kindern und Jugendlichen vor. Die Zahl der Herz-Kreislauf- und Krebs-Erkrankungen steigt jährlich. Mittlerweile gelten über 20% der Deutschen als chronisch krank. Und all das liegt nicht nur an der „Überalterung" unserer Gesellschaft. Denn laut Bericht der Ärzte-Zeitung vom 16.11.2009 sind mindestens 1/8 (12,5%) aller Kinder chronisch krank!

Lebensmittel- und Pharmakonzerne machen für uns Luxus zum Normalfall! Mit oft unabsehbaren „Nebenwirkungen".

Ich gehöre nicht zu der Sorte Mensch, die unter Verzicht auf alle „Köstlichkeiten" durchs Leben darben. Ich liebe den Genuss. Ein leckeres Leberwurstbrot mit einem Glas Bier und einem Schnäpschen oder die Buttercremetorte mit einer ordentlichen Portion Kaffee. Wenn es denn mal zeitlich hinhaut, liege ich auch gerne „vor der Glotze", ziehe mir eine Daily Soap oder Krimiserie rein und genieße Chips mit Cola. Und all das tue ich ganz ohne schlechtes Gewissen! Denn für mich gehören diese Momente zum Luxus. Sie sind keineswegs Normalfall, nicht alltäglich. Umso mehr kann ich mich darüber freuen und sie genießen!

Ich gönne mir den Luxus, auch mal ungesunde Lebensmittel zu verzehren und Dinge zu tun, die meiner Gesundheit nicht gerade zu Gute kommen. Und ich kann mich an diesem Luxus erfreuen, weil ich ihn mir im Alltag redlich verdiene: dann verzichte ich konsequent auf Zucker, mache täglich ein wenig Sport. Ich verzichte auch auf Fertiggerichte und Billigprodukte! Weil ich es mir finanziell leisten kann? Nein, weil ich versuche, mir den Wert von Lebensmitteln bewusst zu machen. Haben Sie sich schon einmal Gedanken darüber gemacht, dass aus einem Ei auch ein Lebewesen werden könnte? Unter welchen Bedingungen das Hähnchen, das sie fertig gerupft, eingefroren und verpackt für 1,99 erwerben, sein kurzes so genanntes Leben fristen musste? Wir haben die Achtung verloren, weil Luxus für uns zum billigen Normalfall verkommen ist!

Warum bringen wir es nicht über's Herz, einmal kurz „um den Block" zu laufen, wenn wir Kopfschmerzen haben? Es ist zu einfach – und verführerisch billig – ein Schmerzmittel „einzuwerfen". Ein Schmerzmittel, das als Lifestyle-Produkt vermarktet und beworben wird, aber auf Dauer unabsehbare Auswirkungen haben kann – auf unser Naturschutzgebiet Mensch!

Arznei- und Lebensmittel werden heute so billig wie möglich produziert. Um sie für alle erschwinglich zu machen? Vielleicht auch, aber vorrangig wohl, um ordentlich daran verdienen zu können. Und um möglichst viel an einem Produkt verdienen zu können, muss davon möglichst viel produziert und verkauft werden.

Doch diese Arznei- und Lebensmittel, die wir unserem Körper täglich – oft völlig bedenkenlos – zuführen, bergen eine Menge von Gefahren für unsere Gesundheit. Denn sie können wichtige Bausteine in unserem empfindlichen und hocheffektiven System blockieren, verändern oder zerstören und Dominoeffekte auslösen, die vielleicht erst nach Jahren als gesundheitliche Beschwerden oder Krankheiten spürbar werden.

Da es sich um sehr unterschiedliche Systeme und Faktoren handelt, habe ich Lebens- und Arzneimittel in 4 Bereiche untergliedert:
Grundnahrungsmittel
Fertiglebensmittel
Frei verkäufliche Arzneimittel / Nahrungsergänzungsmittel
Rezeptpflichtige Arzneimittel.

Grundnahrungsmittel

Diese Grundnahrungsmittel gelten eigentlich als die Lebensmittel, die unbearbeitet angeboten werden. Wie diese Produkte aber häufig trotzdem „misshandelt" werden, möchte ich Ihnen im Folgenden gerne vor Augen führen.

Fleisch

Beginnen wir mit unserem „Lieblingslebensmittel", dem Fleisch. Eigentlich ein besonders hochwertiges Lebensmittel, für das unsere Vorfahren regelmäßig – auf der Jagd nach Wildtieren – ihr Leben riskieren mussten. Es ist ein Lebensmittel voller wertvoller Inhaltsstoffe, wie Aminosäuren, B-Vitaminen, Spurenelementen, Mineralstoffen wie Eisen und vielen anderen wichtigen Nährstoffen, z.B. Fett!

Fleisch war ein so seltenes und wichtiges Nahrungsmittel, dass unsere Vorfahren Wildtiere domestiziert haben, um regelmäßig und ohne große Gefahren den Luxus „Fleisch" genießen zu können. Sehen wir nur ein paar Jahrzehnte zurück oder richten unseren Blick in ärmere Länder, dann stellen wir fest, dass Haustiere dort mit großer Wertschätzung gehalten werden. Zwar nicht durch hunderte Seiten von Tierschutzverordnungen geschützt, aber als wichtiger Lieferant leckerer und wertvoller Lebensmittel.

„Tierhaltung" ist wohl *der* Bereich, in dem der Mensch sich am meisten gegen die Natur, die Würde von Lebewesen, die Moral und letztlich gegen sich selbst versündigt. Nicht nur, weil die ehemals so wertvollen Haustiere unter schlimmsten Umständen ihr Leben fristen, in Tiertransporten unter schrecklichsten Bedingungen hunderte oder tausende von Kilometern durch die Lande gefahren werden, weil so ihre Schlachtung ökonomischer ist oder besser subventioniert wird. Diese Sichtweise können sie, liebe Leser, mir als Sentimentalität ankreiden.

Doch der Mensch schadet sich bei der ganzen Sache am meisten selbst. Denn die Tiere, die keine Bewegung haben und in engster Population gehalten werden, sind anfällig für Krankheiten, die Ansteckungsgefahr ist hoch – ohne die regelmäßige Gabe von Arzneimitteln wäre die Massentierhaltung nicht möglich. Aber eine solch breit angelegte Gabe – vor allem von Antibiotika - erzeugt Resistenzen. Es werden dabei regelrecht Keime gezüchtet, die gegen alle uns bekannten Arzneimittel resistent sind, also nicht mehr behandelt werden können.

Haben sie schon einmal darüber nachgedacht, wie wohl Fleisch und Innereien eines Lebewesens aussehen, das sich sein Leben lang nicht bewegen darf, unter Dauerstress steht und unausgewogene Nahrung erhält? Ich denke, die meisten Leute würden auf solches Fleisch verzichten, wenn sie sich darüber beim Kauf des Sonderangebots (Schweinekotelett pro kg 1,99) Gedanken machen würden!

Auch die Qualität tierischen Fetts, das in Ernährungstipps immer wieder so verteufelt wird, haben wir uns selbst zuzuschreiben. Denn durch die Art der Haltung steigt nicht nur der Cholesteringehalt. Besonders in Fetten lagern sich Hormone (z.B. Östrogen) und alle möglichen Schadstoffe ab, die das Tier erzeugt oder über Nährstoffe zu sich nimmt. Sie sehen schon: nur das Fleisch der armen, fetten, faulen Sau, die wir Menschen selbst „hervorgebracht" haben, ist für uns ungesund!

Ganz anders sieht das nämlich bei Tieren aus, die ein mehr oder weniger normales Leben führen, also Wildtiere und artgerecht gehaltene (und ich meine dieses Wort in seinem eigentlichen Sinne, nicht im Sinne irgendeiner irrsinnigen EU-Verordnung!) Haustiere.

Ich habe mir dazu erlaubt, Ihnen hier einige Vergleichswerte zu Fettanteil im Fleisch von Tieren aus „herkömmlicher" Tierhaltung und den so genannten Highland Rindern aufzuzeigen.

32

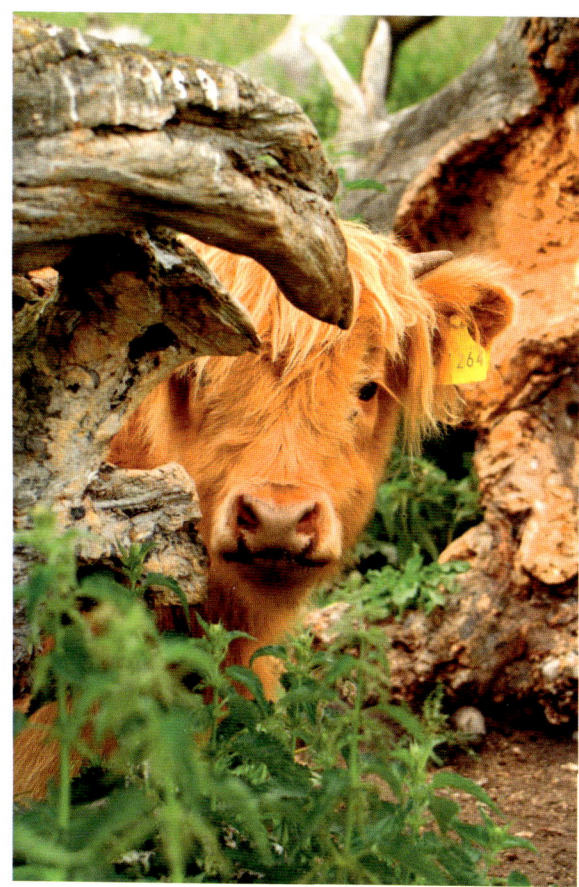

West Highland Rinder genießen die Natur in vollen Zügen

Diese Highland Rinder stammen ursprünglich aus dem Schottischen Hochland. Sie werden ganz natürlich auf großen Weideflächen gehalten. Fast ohne Einflussnahme durch den Menschen. Die Weiden werden nicht gedüngt, im Winter erhalten die Rinder das Heu, das im Sommer auf der eigenen Weide gemacht wurde. In jeder Herde sind neben Muttertieren auch Stiere. Die Kälber werden auf den Weiden geboren – ohne Zutun des Besitzers. Die Tiere erhalten kein Kraftfutter. Trotz allem – oder gerade deshalb - sind sie gesund und kräftig!

Vergleicht man nun deren Werte mit denen unserer „Nutztiere" wird klar, was wir uns (nicht den Tieren) mit unserer Art von Tierhaltung antun. Die nicht von Vernunft geprägt ist, sondern wieder einmal vom Versuch, Luxus zum Normalfall zu machen – und dabei ordentlich zu verdienen!

Tier	Fett g/100g	Cholesterin mg/100g	Eiweiß/100g
Hochlandrind	4,5	40,9	20,7
normales Rind	15,6	64,3	18,6
Schwein	22,4	77,5	16,9

Highland Rinder und ihre Haltung sollen nur als Beispiel dienen. Immer mehr Bauern halten ihre Tiere artgerecht und können so hohe und gesunde Fleischqualitäten anbieten. Deshalb: Lieber seltener hochwertiges, als oft billiges (und es hat sich diese Bezeichnung wirklich verdient) Fleisch essen!

Eine Empfehlung, die immer dann in aller Munde ist, wenn Lebensmittelskandale in den Medien auftauchen. Dann steigen die Verkaufszahlen von Bio-Lebensmitteln schwunghaft an! Doch ebenso schnell, wie die Meldungen aus der reißerischen Berichterstattung verschwinden, sind die Skandale vergessen. Skandale, bei denen Rinder scharenweise an BSE erkrankten, weil sie als Pflanzenfresser mit gemahlenen Tierkadavern gefüttert wurden, oder festgestellt wurde, dass Hähnchenfleisch zu fast 90% Antibiotika enthält! Aus den Augen aus dem Sinn – aber nicht aus dem Lebensmittelhandel!

Eier
All das, was ich über die „Herstellung" von Fleisch gesagt habe, gilt natürlich in ähnlicher Weise für Eier. Denn Eier werden von Hühnern erzeugt: aus deren Erbgut und den Nährstoffen, die sie zu sich nehmen. Wie schon erwähnt, werden Schadstoffe und Hormone in Fetten gespeichert. Bei Eiern gilt dies demnach für den Dotter.
Fast haben wir uns schon an Meldungen über die Schadstoff-Belastung in Eiern gewöhnt. Auf jeden Fall vergessen wir sie nur zu gerne immer wieder schnell! Hauptsache „billig"!

Frisches Obst und Gemüse
Auch „frisches" Obst und Gemüse gehört zu den Grundnahrungsmitteln und sie sollten - das ist unbestritten - einen großen Teil unserer Nahrung ausmachen. Sie sind lecker, gesund und reich an vielen Stoffen, die unseren Körper gesund erhalten. Wir sollten uns allerdings von Obst oder Gemüse, das wir in Supermärkten oder Märkten, aber auch in Bio-Läden kaufen, nicht

zu viel zu erwarten. Denn mit ihrem Gehalt an Vitaminen, Mineralstoffen und so genannten sekundären Pflanzenstoffen ist es oft nicht mehr soweit her!

Vitamine und Mineralstoffe

Den höchsten Vitamin-Gehalt hat ein Obst oder Gemüse direkt nach der Ernte. Dabei lässt sich sagen: je natürlicher eine Pflanze wachsen durfte, desto höher der Vitamingehalt!

Unterstellen wir nun, dass der Vitamingehalt von Obst und Gemüse direkt nach der Ernte gemessen wird, hat er schon nach kurzer Zeit beeindruckende und nicht erwartete Verluste erfahren. Denn wir können wohl davon ausgehen, dass die Transportzeit vom Feld in den Laden nicht unter 3 Stunden liegt. Nicht schlimm, aber erstaunlich! Und man sollte dies berücksichtigen, wenn man glaubt, sich ausgewogen zu ernähren!

Wichtig: Wenn Sie Gemüse nicht roh verzehren, sollten sie es nur garen und nicht kochen. Und zwar mit möglichst wenig Wasser. Dann müssen sie das Restwasser nicht abschütten! Denn beim Garen von Gemüse gehen wertvolle Mineralstoffe ins Wasser über. Und so schüttet man bei der Zubereitung von Gemüse in viel Wasser schon mal „das Kind mit dem Bade aus"!

Die sekundären Pflanzenstoffe

Kommen wir nun zu den sekundären Pflanzenstoffen. Vielleicht haben sie den einen oder anderen Begriff schon einmal gehört: Das sind nämlich z.B. Bitterstoffe, Polyphenole, Flavonoide. Stoffe, die Pflanzen bilden, um sich gegen Fraßfeinde und Krankheiten zu schützen. Schon seit einigen Jahren ist klar: Diese Bestandteile von Obst und Gemüse haben eine große Zahl gesundheitlicher Wirkungen. Sie sind gegen Pilze, Viren und Bakterien wirksam, können uns vor Herzkrankheiten, Infektionen und sogar Krebs schützen. Sie sind die Alleskönner im Pflanzenreich!

Doch sind unsere Lebensmittel wirklich reich an diesen sekundären Pflanzenstoffen? Wie gesagt: Solche Stoffe werden von Pflanzen vermehrt gebildet, wenn sie unter widrigen Bedingungen wachsen und sich dabei gegen starke Belastungen durch Wetter und Parasiten, aber auch durch Viren, Bakterien, Pilzbefall oder Fraßfeinde, wie Insekten schützen müssen.

Doch welche der Pflanzen, die wir als Obst oder Gemüse kaufen können, sind widrigen Bedingungen oder so genannten Schädlingen ausgeliefert? Sie wachsen vielmehr wohl behütet an optimalen Standorten, werden mit biologischen oder herkömmlichen Mitteln gedüngt und vor Fraßfeinden geschützt. Wann haben Sie zuletzt verschrumpelte Bio-Äpfel gekauft?

Die Folge: Auch Obst und Gemüse wachsen in Luxus auf. Die Ausbildung von speziellen Pflanzenstoffen, die sie gegen Fraßfeinde oder andere Gefährdungen ausbilden müssen, bleibt aus! Und so verliert unser Obst und Gemüse leider nach und nach an wirksamen Bestandteilen.

Ist Ihnen eigentlich aufgefallen, dass Endiviensalat und Chicoree heute meist ihren bitteren Geschmack „eingebüßt" haben? Als ich Kind war, wurde Endiviensalat schon mal in warmes Essigwasser eingelegt, um ihn „genießbar" zu machen. Und ich habe es gehasst, wenn es bei uns zu Hause gekochte Chicoree gab. Die waren nämlich so bitter, dass ich mich als Kind weigerte, sie zu essen. Auch Bitterstoffe sind heute aus den meisten Gemüsesorten einfach herausgezüchtet worden. Sie passen nicht mehr zum „modernen" Geschmacksbild!

Und um nicht als „Miesmacher" dazustehen, habe ich bisher darauf verzichtet, über die vielfältigen Meldungen zu sprechen, die immer wieder über eine erhöhte Insektizid-Belastung von Obst berichten, über Methoden der Haltbarmachung (frisch aus dem Garten geernteter Kopfsalat lässt schon nach kurzer Zeit „den Kopf hängen" – Salatköpfe aus dem Supermarkt sehen oft nach Tagen wie frisch aus), na und so weiter.
Wichtig: Werden bei der Düngung von Gemüse Nitrate eingesetzt, können diese Auslöser von so genanntem „nitrosativem Stress" sein.

Kann man denn jetzt gar nichts mehr essen?

Ich werde immer wieder gefragt, ob ich nicht Angst schüre. Ob es nicht besser ist, die Dinge positiv zu sehen. Glauben Sie mir, ich bin ein überaus fröhlicher und optimistischer Mensch! Viele, die mich näher kennen, behaupten, dass ich wohl nie erwachsen werde. Aber ich bin auch kritisch gegenüber meiner Umwelt, den Medien und natürlich auch gegenüber dem, was ich selbst tue!

Ich möchte Sie nicht dazu verdonnern, ohne Freude und mit großer Unsicherheit durch die wunderbaren Auslagen unserer Supermärkte zu

„trotteln" und hinter allem, Gefahren und Probleme zu wittern. Ich möchte aber auch nicht, dass wir uns von Sprüchen wie „Wenn wir uns umfassend ernähren, sind wir ausreichend versorgt und brauchen uns keine Sorgen zu machen!", die leider immer noch von vielen Ärzten und „Experten" verbreitet werden, einlullen lassen. Ich meine, es ist wichtig, informiert und kritisch zu sein, um eigenständige, individuelle Entscheidungen treffen zu können.

Wir sollten uns bewusst entscheiden, was wir essen und wie wir leben und genießen möchten. Ich liebe Obst und Gemüse und genieße den wunderbaren Luxus, dass ich es kaufen kann, wann ich will. Aber ich erwarte keine Wunder!

Fertiglebensmittel

Kommen wir nun zu den Lebensmitteln, die uns den Alltag ganz besonders leicht gestalten sollen: die Fertiglebensmittel. Wenn ich mich so durch unseren Supermarkt „denke", denn besteht wohl heute der größte Teil des Angebots an Lebensmitteln aus diesen fertigen Produkten.
Dazu gehören natürlich Angebote, die wir schon lange kennen, wie Senf, Tomatenmark, vielleicht Müsli, Schokolade, Quark oder Käse. Aber sie selbst wissen, auch in diesen Bereichen ist die Vielfalt so gigantisch und unüberschaubar geworden, dass man selbst beim Einkaufen immer wieder überwältigt ist.

Sehen wir einmal von den bereits erwähnten Klassikern ab, so sind die meisten anderen Produkte wohl dazu da, uns die eigene Verarbeitung von Grundnahrungsmitteln komplett abzugewöhnen. Fertiggerichte gehören heute in vielen Familien zum Standard, viele junge Frauen – und natürlich auch Männer! - haben die eigene Zubereitung von Speisen völlig verlernt. Die in Fertiglebensmitteln enthaltenen Geschmackstoffe und – verstärker prägen die Vorlieben unserer Gesellschaft.

Die Folge: Klassische Lebensmittel geraten völlig in Vergessenheit, werden oft nicht einmal mehr am Geschmack erkannt! Viele der „modernen" Volkskrankheiten wie Lebensmittelunverträglichkeiten, ADHS (Aufmerksamkeitsdefizitsyndrom) und natürlich Diabetes oder Herz-Kreislauferkrankungen scheinen ihren Ursprung auch im Überangebot an Luxus-Lebensmitteln zu finden.

Wir alle haben schon viel gehört über unglaubliche Entgleisungen wie Kunstkäse, Sägespäne als Lieferant von Vanillezucker, unerwartete „falsche Früchte" in Fruchtjoghurts und vieles mehr. Aber sehen wir uns einmal an, worauf wir achten sollten und wie einfach es oft ist, Fertiglebensmittel durch andere, vielleicht selbst hergestellte und deutlich gesündere Produkte auszutauschen.

Fettarme Produkte

Eine der erfolgreichsten Produktgruppen sind die fettarmen Produkte. Egal ob Käse, Milch, Wurst oder Joghurt. Der Verzicht auf Fette ist schon seit Jahren der Renner.

Obwohl

- ✓ wir längst wissen, dass dies eine schwerwiegende Veränderung der Lebensmittel bedeutet
- ✓ eine Studie in USA klar bewiesen hat, dass Low Fat Produkte fett machen,
- ✓ klar ist, dass Fett für unseren Körper wichtiger überlebenswichtiger Lieferant von Energie, für die Produktion von Hormonen, für die Bildung neuer Zellen ist.

Bitte glauben Sie nicht, dass die Verringerung des Fettanteils in Milchprodukten einfach durch eine Art Abschöpfen der Fett-Teilchen erreicht wird. Das funktioniert so leider nicht! Es handelt sich dabei vielmehr um hochtechnische Produktionsprozesse, in denen die Struktur der Lebensmittel total verändert wird. Ist Ihnen schon einmal aufgefallen, dass die meisten Milchprodukte heute gar nicht mehr sauer werden und gerinnen. Sie mutieren stattdessen zu einer stinkenden, modrigen Masse!

Man geht heute davon aus, dass die künstlich veränderte Größe der in fettreduzierten Lebensmitteln einen nicht unerheblichen Anteil an der Entstehung von Lebensmittelunverträglichkeiten und dem so genannten Leaky Gut hat.

Nutzen Sie statt fettreduzierter Kunstprodukte lieber Bio-Produkte. Sie enthalten zwar etwas mehr Fett, schmecken aber besser – und belasten unseren Körper nicht mit synthetischen Zusatzstoffen! Umso mehr, als Low-Fat-Produkte meist nicht einmal viel weniger Kalorien als die „normalen" haben! Denn der Geschmacksfaktor *Fett* wird oft durch den Geschmacksfaktor *Zucker* ersetzt.

Butter oder Margarine

Ein fast schon leidiges Thema ist die Frage, ob man Margarine Butter vorziehen sollte. Und nahezu alle unabhängigen Experten sind sich einig, dass Butter für jeden und auf jeden Fall die bessere Wahl ist.

Butter ist ein Naturprodukt, auch wenn sie meist nicht mehr in der ursprünglichen Form hergestellt wird. Margarine ist ein Kunstprodukt und wurde Ende des 19. Jahrhunderts als billiger Ersatz für Butter erstmals produziert. Egal, wie man es dreht und wendet. Margarine enthält die gefährlichen Transfettsäuren, die immer dann entstehen, wenn aus flüssigem Fett oder Öl, festes Fett hergestellt wird (in der Zutatenliste als gehärtete pflanzliche Öle oder Fette zu finden)! Und diese Transfettsäuren gehören zu den gefährlichsten Stoffen, die in unser Naturschutzgebiet Mensch eindringen können. Solche gehärteten oder teilgehärteten Fette verändern unseren Fettstoffwechsel, können chronische Erkrankungen wie Diabetes oder Arteriosklerose auslösen, unser Immunsystem massiv beeinträchtigen - mit vielleicht unüberschaubaren Folgen wie Allergien oder Autoimmunerkrankungen.

Die Entwicklung immer neuer Margarine-Mode-Produkte übersteigt schon fast die Vorstellungskraft. Neue Sorten, die als Diätmargarine nachweislich den Cholesterinspiegel senken, egal, ob er zu hoch ist oder nicht. Cholesterin ist ein lebenswichtiger Stoff, den unser Körper benötigt, um Hormone, Zellen und viele andere körpereigene Bestandteile zu bilden!
Diese Margarine-Sorten werden oft mit vollmundigen Gesundheitsversprechen beworben und dazu stehen häufig Prominente, ja sogar alternde prominente Sportler - „Dass *ich* einen so hohen Cholesterin-Spiegel habe, hätte ich nie gedacht!" - als Paten zur Verfügung. Als gut bezahlte Paten, versteht sich!

Lassen bitte auch Sie die Finger von Margarine und allen möglichen modernen „Streichfetten" und kehren Sie zurück zur Butter. Mit Genuss und Bedacht!

Zucker

Und da sind wir schon beim nächsten Lieblingsstoff der Lebensmittelindustrie – dem Zucker. 2,2% aller Inhaltsstoffe in Fertiglebensmitteln sind Zuckerverbindungen, die sich mit den komischsten Namen in den Zutatenlisten verbergen! Diese findet man meist winzig klein und am unpassendsten Platz (hervorragend zu lesen z.B. bei Tiefkühlkost). Hier werden absteigend alle Zutaten angegeben, die in einem Lebensmittel enthalten sind. Die Zutatenliste beginnt also mit dem Inhaltsstoff, der am meisten enthalten ist, und endet mit dem Stoff, der den geringsten Anteil darstellt.

Schon geringe Mengen versteckter Zucker sind nicht wünschenswert. Denn Zucker – klassischer Fall von Luxus – wird uns hier als Geschmacksverstärker, Suchtmacher und einfach als ungesundes Anhängsel untergejubelt! Werden unterschiedliche Zuckersorten verwendet, so kann eine recht große Menge an Zucker durch die „Splittung" einen hinteren Platz einnehmen. Sind zum Beispiel 0,5% Fructose, 1,1% Isoglucose und 1,2% Maltose in einem Lebensmittel enthalten, so sind das – nach Adam Riese – ja richtig gerechnet, 2,8% Zucker. Durch die Splittung in 3 Bestandteile ist dann „ihr Platz" auf der Zutatenliste viel weiter hinten, als das eigentlich der Fall sein müsste!

Zucker kann viele Namen haben, meist enden sie mit –ose oder sie enthalten das Wort –sirup. Hier die wichtigsten Möglichkeiten: Dextrose (Traubenzucker), Fructose (Fruchtzucker, der meist aus Zuckerrüben hergestellt wird), Maltose (Malzzucker), Glucosesirup (nicht gerade empfehlenswertes Gemisch mehrerer nicht näher definierter Zuckersorten), Isoglucose (u.a. Mais- und Weizenstärke), Mannose, Rhamnose, Stachyose (aus Soja). Auch das häufig verwendete Maltodextrin muss im weitesten Sinne zu den Zuckern gezählt werden.

Bitte beachten Sie: Zu den Lebensmitteln, die wir oft auswählen, weil sie besonders gesund sind, zählt auch Vollkornbrot. Aber – leider enthalten die meisten Vollkornbrot-Sorten Malz oder/und Zuckerrübensirup, um ihre Farbe schön dunkelbraun zu gestalten. Diese schnellen Zuckersorten sind nicht gesund! Natürlich können sie gut schmecken. Und wenn Sie den Zusatz dieser Zucker bewusst wegen des Geschmacks in Kauf nehmen, so ist dass natürlich völlig legitim. Für einen guten Geschmack und als vollwertiges Lebensmittel benötigt Vollkornbrot aber ausschließlich Natursauerteig, Wasser und – möglichst – Meersalz, ggf. Vollkornmehl- oder Kernsorten! Nehmen Sie sich die Zeit und „wagen" Sie vor dem Kauf einen Blick auf die Zutatenliste – vergessen Sie aber Ihre Brille nicht!

Haben Sie sich eigentlich schon einmal Gedanken darüber gemacht, warum Vanillezucker im Preis so stark variiert? Weil der günstige (oder soll ich billig sagen?) keine Vanille enthält – die ist nämlich sehr teuer. Sondern Lignin – das schmeckt wie Vanille, ist Bestandteil von Holz und Abfallprodukt in der Papierindustrie. Vielleicht nicht schlimm, aber doch wissenswert, wie ich finde!

Ist Ihnen schon einmal die ältere grauhaarige Dame in der Fernsehwerbung für Fruchtzwerge „untergekommen", die als gesundheitsbewusste Person Fruchtzwerge zu ihrer Lieblings-Zwischenmahlzeit erkoren hat? Weil Fruchtzwerge nur Quark, Früchte und den Zucker aus Früchten enthalten? Auch ich habe diese Aussage zu erst einmal falsch verstanden, was wohl auch Sinn und Zweck ist. Betrachtet man aber diese Aussage kritisch, dann bedeutet sie (und damit ist sie rechtlich völlig in Ordnung):
- ✓ Fruchtzwerge enthalten Früchte! Aber das soll keinesfalls bedeuten, dass die Früchte enthalten sind, die wir vermuten. So werden häufig in der Lebensmittelindustrie statt der teuren Erdbeeren nur natürliche Aromen eingesetzt, die aber natürlich mit Erdbeeren nichts zu tun haben.
- ✓ Fruchtzwerge enthalten den Zucker aus Früchten: also Fruchtzucker. Der muss aber keineswegs, wie wir es glauben wollen aus den Früchten kommen, die für die Herstellung der Fruchtzwerge (sind es wirklich Erdbeeren?) eingesetzt wurden. Das sagt ausschließlich, dass hier nur Fruchtzucker enthalten ist und keine andere Zuckerart. Aber wir wissen ja schon, dass Fruchtzucker industriell meist aus Zuckerrüben hergestellt wird. Die gesunde kleine Zwischenmahlzeit enthält also nicht nur einen anderen Zucker als wir vermuten, auch die Menge dürfte deutlich von unseren Erwartungen abweichen!

Übrigens: Die wichtigsten Geschmackstoffe in der Lebensmittelindustrie sind Fett und Zucker. So enthalten Low-Fat-Produkte oft viel Zucker und zuckerfreie Diät-Produkte oft eine Menge Fett!

Süßstoffe und Zuckeraustauschstoffe

Neben den Zuckern gibt es noch so genannte Süßstoffe und Zuckeraustauschstoffe, die in unserer gewichtsbewußten Welt immer häufiger den Zucker in Fertiglebensmitteln ersetzen. Doch um welchen Preis?

Diese Stoffe süßen, ohne Kalorien zu haben, aber eine ganze Reihe von Argumenten spricht gegen ihren Einsatz.

- ✓ Der Verzehr von Zucker aktiviert die Produktion unseres Glückshormons Serotonin. Das tut Süßstoff nicht!
- ✓ Internationale Studien konnten nachweisen, dass der regelmäßige und intensive Einsatz von Süßstoffen dick macht
- ✓ Viele Süßstoffe regen den Appetit an und sorgen für die Aufnahme von Wasser im Gewebe (Ödeme). Sie werden deshalb auch in der Tiermast eingesetzt
- ✓ Einige Süßstoffe stehen im Verdacht, eine Vielzahl von Krankheiten auszulösen oder ihre Entstehung zu begünstigen. Besonders die Ausprägung von Allergien und Lebensmittelunverträglichkeiten, aber auch Krebserkrankungen scheinen sie zu beeinflussen.

Süßstoffe und Zuckeraustauschstoffe mit E-Nummern (Kennzeichen für Lebensmittel-Zusatzstoffe): Acesulfam K (E 950), Aspartam (E 951), Cyclamat (E 952), Saccharin (E 954), Thaumatin (E 957), Neohesperidin (E 959), Sorbit (E 420), Mannit (E 421), Isomalt (E 953), Maltit (E 965), Lactit (E 966), Xylit (E 967)

Denken Sie daran: Süßstoff möchte uns Luxus vortäuschen und tut dies unter Umständen auf Kosten unserer Gesundheit! Und wie meist gilt auch hier: die Menge macht's!

Citronensäure

Fett und Zucker verbessern den Geschmack. Aber da fehlt doch noch etwas? Richtig - die Säure! Und deshalb verwendet man beim Kochen oder Backen auch gerne ein wenig Essig oder Zitrone, um ein optimales Geschmackserlebnis zu erzeugen. Dieses Prinzip gilt natürlich auch für die

Herstellung von Fertiglebensmitteln. Aber – Sie ahnen es schon. Hier wird meist nicht mit frisch gepressten Zitronen oder hochwertigem Essig gearbeitet. Vielmehr wird zu diesem Zweck meist Citronensäure eingesetzt. Und zwar nicht gerade zimperlich.

Ursprünglich war Citronensäure ein wertvoller Stoff, der wohl tatsächlich früher aus Saft hergestellt wurde. Aber wo sollten all die Zitronen herkommen, um die riesige Menge für Fertiglebensmitteln, Softdrinks etc. zu produzieren. - Wir werden Citronensäure auf den nächsten Seiten noch häufiger treffen, unter anderem im Zusammenhang mit Citraten und Brausetabletten. Wieder einmal wurden also neue Lebensmitteltechnologien entwickelt, um einen Naturstoff industriell, möglichst billig und in riesigen Mengen herzustellen.

Und wenn Sie sich nun fragen, wie diese Citronensäure großindustriell hergestellt wird – Sie werden wohl nicht in ihren kühnsten Träumen auf die Lösung kommen: aus Schwarzschimmel (aspergillus niger)! Ja, das ist das „eklige Zeug", das der eine oder andere schon mal im Bad oder in der Wohnung hatte. Dessen Auftreten in Wohnräumen vor Gerichten hier und da sogar für die fristlose Kündigung des Mieters ausreicht. Aspergillus niger ist nämlich in höchstem Maße gesundheitsschädlich, vor allem aber Allergie auslösend!
Wie aber wird Schwarzschimmel zu Citronensäure? Unter bestimmten Bedingungen scheidet Schwarzschimmel Citronensäure aus. Und dies wird in riesigen Anlagen zur Herstellung beliebig großer Mengen genutzt. Das Problem: Techniker, die sich mit dieser Art der Produktion beschäftigen, bestätigen, dass bei der Gewinnung eines Stoffes aus einem anderen, der Ausgangsstoff (also Schwarzschimmel) nie komplett eliminiert werden kann. Auf gut Deutsch bedeutet das: Citronensäure enthält geringste Spuren von Schwarzschimmel, die aber nach Ansicht vieler Naturheilkundler dazu ausreichen, für eine schleichende Entwicklung von Allergien verantwortlich zu sein. Dies übrigens ganz besonders, wenn Citronensäure zusammen mit Süßstoffen, vor allem Aspartam, verarbeitet wird.

Würde nicht die rasend steigende Zahl an Allergien für diese Annahme sprechen? Vor allem, wenn Sie sich einmal ansehen, in welchen Mengen und in wie vielen Lebensmitteln Citronensäure als scheinbar gesunder

Zusatzstoff enthalten ist. In Softgetränken incl. Fruchtsäften, Marmeladen, Fertiggerichten und Konserven, natürlich Saucen, Ketchup – fast überall. Wagen Sie einfach wieder einmal einen Blick auf die Zutatenliste, Sie werden erstaunt sein! Citronensäure und nicht etwa der Saft aus gepressten Zitronen ist übrigens auch Inhalt der gelben Plastikzitronen. Das lästige Auspressen soll uns da freundlicherweise erspart werden!

Und wieder mal ein interessanter Fall aus der Werbung: Im Fernsehen gibt es einen Spot, in dem eine Zahnarztgattin oder irgendeine andere kompetente Persönlichkeit eine bestimmte Zahnpasta empfiehlt, die die Zähne vor Karies schützt, weil Fruchtsäuren, wie sie z.B. in Obst vorkommen, den Zahnschmelz angreifen. Welch ein Hohn! Es sind natürlich nicht die Fruchtsäuren aus dem bisschen Obst (oder vielleicht auch hoffentlich viel Obst), das unsere Kinder verzehren, die den Zahnschmelz angreifen. Es sind Zucker und Citronensäure, die in ihrem katastrophalen Zusammenspiel die Zähne gefährden: auch in Gummibärchen, Fertiggerichten, gesüßten Getränken, Fruchtjoghurt und anderen Milchzubereitungen!

Weitere „nennenswerte" Lebensmittel-Zusatzstoffe
Da wären zum Beispiel die Phosphate. Das sind Verbindungen aus dem Spurenelement Phosphor, die in vielen Lebensmitteln als Zusatzstoff eingesetzt werden. Unter anderem finden wir sie in Cola-Getränken, Käse, Wurst, aber auch in vielen Fertiggerichten.
Phosphor ist ein Spurenelement, das unser Körper benötigt, weil es in unserem „Naturschutzgebiet" viele Aufgaben hat. Aber da sind wir schon wieder: Ein Zuviel davon zerstört das Gleichgewicht und kann über kurz oder lang Probleme machen. Phosphate werden für viele Erkrankungen oder Beschwerden mitverantwortlich gemacht: Unter anderem Osteoporose bzw. Calciummangel mit Anstieg des Parathormonspiegels (das Parathormon aktiviert u.a. die Freisetzung von Calcium aus den Knochen und beschleunigt dadurch die Entstehung von Osteoporose), auch Nierenprobleme sowie ADHS werden hier genannt.
Neben den häufig zugesetzten Vitaminen, die aufgrund des meist synthetischen Ursprungs unseren Körper mehr belasten als unterstützen, finden wir natürlich in Fertiglebensmitteln noch Farbstoffe, Geschmackverstärker, Emulgatoren und weitere „Leckereien". Sie sollen uns die wunderbaren Speisen begehrlich und schmackhaft machen. Auch *sie*

müssen von unserem Körper erst einmal verarbeitet und/oder ausgeschieden werden und sind eine weitere, auf Dauer heftige Belastung für unser Naturschutzgebiet Mensch.

Gehärtete pflanzliche Fette und Öle

Nicht nur geschmacksverstärkend wirken diese gehärteten Fette, sie erleichtern häufig auch die Verarbeitung unserer „Lieblingsgerichte". Deshalb sind sie häufig in Lebensmitteln (aber auch Nahrungsergänzungsmitteln und Arzneimitteln) als lästiger Bestandteil enthalten.

Milchzucker / Lactose

Lactose oder Milchzucker ist ein wunderbarer Stoff, der schon früher als natürliches Mittel z.B. bei Verstopfung eingesetzt wurde. Also spricht eigentlich nichts gegen Milchzucker, wenn es da nicht das Problem der so genannten Lactose-Intoleranz oder auf gut Deutsch Milchzucker-Unverträglichkeit gäbe. Ein Problem, das in Zeiten einer stark wachsenden Zahl an Lebensmittel-Unverträglichkeiten offenbar immer häufiger wird. Und wieder dürfen wir die wunderbaren Vorteile moderner Lebensmittel-Technologien erleben. Zum Schinken, in dessen Zutatenliste sich erfolgreich die zugesetzte Lactose versteckt, genießen wir ein Glas der teuren und technisch aufwendig hergestellten lactosefreien Milch (-L). **Mahlzeit!**

Softgetränke

Die Getränkeindustrie macht gerade mit den so genannten Softgetränken allein in Deutschland jährlich Umsätze im 2-stelligen Milliardenbereich. Zu diesen Softgetränken zählen Cola, Limonaden, Energiedrinks und wie sie alle heißen. So gaukelt uns die Apfelschorle oft eine Mischung aus Apfelsaft und Wasser vor. Sehen wir aber auf die Zutatenliste finden wir meist unsere wunderbare Citronensäure und Zucker oder Süßstoff – und vielleicht ein bisschen Apfelsaft (meist irgendwelche Konzentrate). Auch diese Getränke sind natürlich reinster „Luxus". Werden sie als solcher konsumiert, ist nichts dagegen einzuwenden. Werden sie allerdings täglich in größeren Mengen getrunken, wird die Sache schon kritisch.

Denn neben einem meist enorm hohen Zuckergehalt von ca. 10% (Light- oder Zero-Getränke ersetzen Zucker oft durch den stark umstrittenen Süßstoff Aspartam) enthalten sie fast immer Citronensäure und Phosphate. Sie sind ungesund, machen süchtig und sind eine wahre Freude für unsere Zahnarztgattin und den ihr angetrauten Zahnarzt aus der Zahnpasta-Werbung!

Diätprodukte

Aber natürlich sollen auch kranke Menschen an unserem „Luxus" teilhaben dürfen. Die stark steigende Zahl von Typ-2-Diabetikern muss bei der Ernährung keineswegs umdenken. Statt einer Umstellung der Ernährungsgewohnheiten wird schon im Krankenhaus die benötigte Insulinmenge auf Basis von Diätmarmelade und Diätpudding errechnet. Ob Margarine oder andere Diät-Lebensmittel. Wer in Maßen genießt, kann meist auf diese „modernen Hilfestellungen" komplett verzichten!

Biolebensmittel

Wie viele Dinge, die – sicher notgedrungener Weise – durch Verordnungen der EU reguliert werden, hat auch der Run auf Biolebensmittel seine zwei Seiten. Denn auf der einen Seite werden die Verordnungen von Großkonzernen bis zum äußersten ausgenutzt. Auf der anderen Seite können Kleinbauern, die wirklich biologisch arbeiten, aus Kostengründen die Verordnungen gar nicht mehr erfüllen.
Wir wohnen mit unserer Familie auf dem „Hunsrück", einem deutschen Mittelgebirge zwischen Mainz und Koblenz. Der Hunsrück war bis vor einigen Jahren industriell noch sehr – na sagen wir mal – minderbemittelt. Und auch heute gibt es hier noch viele unberührte Ecken und Ortschaften, in denen Kleinbauern oder Tierbesitzer noch wirklich biologisch wirtschaften. Zumindest, wenn ich nach meinem Verständnis gehe.

Die Hühner hinter dem Haus, die der Hausherr noch – sozusagen persönlich – kennt, werden mit den Resten vom Mittagessen gefüttert und artgerecht gehalten – und das meine ich wirklich im Sinne des Wortes. Doch laut Verordnung muss der Bauer eine genaue Aufstellung der Futtermittel einreichen, die Eier müssen gestempelt werden – und ich weiß nicht, was noch alles. Also sind die Eier und auch die Hühner, die dieser kleine Bauer anbietet, nicht Bio, sondern Opfer von Globalisierung und Gesetzgebung.

Viel leichter haben es da doch die Bio-Bauern, die für große Konzerne produzieren: Auf einem genau berechneten Areal bewegen sich genau abgezählte Hühner. Futtermittel werden in großen Mengen eingekauft oder produziert. Stempelung und Verarbeitung laufen in großindustriellen Anlagen. Das Bio-Zertifikat ist garantiert!

Selbstverständlich entscheide auch ich mich beim Einkauf immer für Biolebensmittel, wenn das möglich ist. Aber auch hier sollte man mit seiner Einschätzung eben etwas Vorsicht walten lassen. So sind die meisten Lebensmittel-Zusatzstoffe, wie Citronensäure, Zucker uvm. bei Biolebensmitteln ebenso erlaubt wie bei ihren herkömmlichen Gegenstücken. **Also: Nicht überall, wo Bio draufsteht ist auch Gesundheit drin!** Greifen Sie lieber zur Brille und befragen Sie die Zutatenliste!

Freiverkäufliche Arzneimittel / Nahrungsergänzungsmittel

Auch diese riesige Kategorie müssen wir noch einmal unterteilen, um sie vernünftig und fair beurteilen zu können. Grundsätzlich aber lässt sich sagen, dass es unter all den Angeboten natürlich hervorragende und wirksame Produkte gibt, die durchaus empfehlenswert sind. Doch auch hier hat sich unser Trend verwirklicht: Großkonzerne nutzen die positiven Aspekte bestimmter Produktgruppen und verändern sie – fast unerkennbar für den Verbraucher – zu billigen „Nachbauten".

Zu den freiverkäuflichen Arzneimitteln bzw. Nahrungsergänzungsmitteln gehören:
✓ Vitamin-, Mineralstoff-, Nährstoff- und Kombinations-Präparate
✓ Naturheilkundliche, natürliche Präparate (auch Homöopathie etc.)
✓ Allopathische (schulmedizinisch geprägte) Arzneimittel, die ohne Verordnung des Arztes abgegeben werden (z.B. Schmerzmittel etc.)

Vitamin-, Mineralstoff-, Nährstoff- und Kombinations-Präparate

Hinter solchen Produkten können sich Nahrungsergänzungsmittel, diätetische Lebensmittel, Medizinprodukte oder frei verkäufliche Arzneimittel verbergen. Ich müsste wohl zu diesem Thema ein eigenes Buch schreiben (aber das haben schon viele Autoren vor mir getan), um alle gesetzlichen Bestimmungen auszuführen, die die EU sich in diesem Bereich erdacht hat. Für Sie als Verbraucher ist es recht unwichtig, welcher Kategorie das erworbene Mittel angehört. Die Produkte sind frei (also ohne Einschränkungen) zu kaufen, beim Discounter, in Lebensmittelgeschäften, Drogeriemärkten, Apotheken, im Internet oder – von der Nachbarin, die so genannte Multilevel-Produkte vertreibt.

Vitamin-Präparate

Vitamine sind lebenswichtige Stoffe, die unser Körper zum Leben benötigt. Sie lassen sich in zwei Gruppen teilen: wasser- und fettlösliche Vitamine.

Zu den wasserlöslichen gehören die der B-Gruppe mit Folsäure und Biotin sowie Vitamin C. Sie können im Normalfall nicht überdosiert werden und vom Körper bei überhöhter Aufnahme wieder ausgeschieden werden.

Kritischer verhält es sich schon bei den fettlöslichen Vitaminen (man kann sich die fettlöslichen Vitamine gut mit der Eselsbrücke E-D-E-K-A), den Vitaminen A, D, E und K. Sie können überdosiert werden – ihre Einnahme sollte deshalb durchaus kritisch bewertet werden.

Unser Körper bedient sich normaler Lebensmittel, um sich mit Vitaminen zu versorgen. Doch diese Versorgung ist aufgrund der Lebensmittelqualitäten und Ernährungsgewohnheiten immer weiter in Frage gestellt. Wir haben ja schon ausgiebig darüber gesprochen.

Deshalb sind sich Experten einig, dass eine Zufuhr von Vitaminen über hochwertige Nahrungsergänzungsmittel empfehlenswert ist. Einig sind sich die Experten allerdings auch, dass diese zusätzliche Versorgung gezielt und mit natürlichen Ausgangsstoffen vorgenommen werden sollte. Aber natürliche Ausgangsstoffe, die tatsächlich noch reich an Vitaminen sind, sind rar und teuer – Sie wissen…

Und so hat man sich entschlossen, die gut gemeinte Empfehlung kurzerhand zu nutzen – und den Experten kräftig im Munde herumzudrehen. Nicht nur in vielen Lebensmitteln, noch mehr in vielen billigen (und auch das meine ich wieder wörtlich) Vitamin-Präparaten, werden wir mit Unmengen von synthetisch (künstlich) hergestellten Vitaminen überschüttet, die wieder einmal unserer Gesundheit oft mehr schaden als nützen.

Mit „100% Vitamine und Mineralstoffe" wirbt einer der sicherlich bekanntesten Anbieter aus dem Apothekenbereich. Diese Marke gehört zur Produkt-Palette eines der weltweit größten Pharmakonzerne.

In der Fernsehwerbung bietet der vertrauenswürdige Apotheker einer netten, jungen Dame, die einen mit Obst und Gemüse prall gefüllten Einkaufskorb hält, dieses Präparat als zusätzliches Plus an. Und gaukelt uns damit Sicherheit vor: Gesund, schmackhaft und preiswert – ist das nicht toll? Wer aber seine Brille zückt und sich anschickt, die Zutatenliste zu „durchforsten", stellt schnell fest: es „wimmelt" nur so von künstlichen Vitaminen und Zusatzstoffen, deren positiver Einfluss auf unsere Gesundheit durchaus in Frage gestellt werden darf! Die Zutatenliste dieses „Feuerwerks an Gesundheit" liest sich wie folgt:

Zuckeraustauschstoff Xylit, Magnesiumoxid, Calciumphosphat, Vitamin C, Säuerungsmittel Citronensäure, Aroma, Eisen-II-fumarat, Füllstoff Cellulose, Gelatine, pflanzliches Öl gehärtet; Vitamin E, Trennmittel Siliciumdioxid, Emulgatoren Magnesiumsalze von Speisefettsäuren, Fettsäuren; Stärke, Nicotinsäureamid, Zinkoxid, Kaliumchlorid, Calciumpantothenat, Süßstoff Aspartam, Mangan-II-sulfat, Saccharose, Vitamin B6, Vitamin B1, Vitamin A, VitaminB2, Verdickungsmittel Gummi arabicum, Folsäure, modifizierte Stärke, Biotin, Natriumselenat, Vitamin K1, Vitamin D3, Vitamin B12.

Um Ihnen ein besseres Verständnis beim Lesen solcher Zutatenlisten zu ermöglichen, möchte ich diese Auflistung zum Anlass nehmen, einige der aufgeführten Stoffe genauer zu erklären:

Zuckeraustauschstoff Xylit

Ein Zuckeraustauschstoff, der aus pflanzlichen Abfallprodukten wie Birkenrinde, Holzabfällen, Maiskolben ohne Körner etc. hergestellt wird. Xylit hat eine etwas geringere Süßkraft als Zucker und erzeugt einen kühlenden Effekt auf der Zunge. Beim Verzehr größerer Mengen kann es zu Blähungen und Durchfällen kommen. Und – so unwahrscheinlich ist der Verzehr größerer Mengen gar nicht! Denn wir finden diesen beliebten Stoff mittlerweile in vielen Lebensmitteln wie zum Beispiel in zuckerfreien Kaugummis, Bonbons, Süßwaren, Eis und Kuchen.

Magnesiumoxid

Magnesiumoxid ist eine anorganische (unbelebt, metallisch) Magnesiumverbindung, die auch als Magnesia (z.B. beim Turnen oder für Haftbarmachen von Geigenbögen) bekannt ist. Sie entsteht zum Beispiel bei der Verbrennung von Magnsiumcarbonat, einer anderen Magnesiumverbindung. Magnesiumoxid wird in der Industrie z.B. zur Auskleidung von Hochöfen eingesetzt. Die Lebensmittelindustrie nutzt Magnesiumoxid als Entsäuerungsmittel und Magnesiumlieferant, wobei seine Bioverfügbarkeit (Aufnahme des Stoffes ins Blut) umstritten ist. Eine Caplette (so heißt die Darreichungsform) „unseres Produkts" enthält ca. 40mg Magnesium: Das entspricht ca. 11% des Tagesbedarfs und ist demnach mengenmäßig, also was die Versorgung mit dem wichtigen Mineralstoff Magnesium betrifft, fast nicht erwähnenswert.

Calciumphosphat

Das enthaltene Calciumphosphat dient in diesem Mitteln nicht etwa als Calciumlieferant. Es gehört viel mehr zu den Phosphaten und dient der besseren Verarbeitbarkeit des Produkts und als so genannter „Trägerstoff für Aromen".

Säuerungsmittel Citronensäure

Hatten wir ja schon ausgiebig besprochen.

Aroma

Also – der Gesundheit dient es sicherlich nicht! Aber was es genau ist, ist auch unklar. Vermutlich nichts Natürliches, sonst würde es sicherlich ausgelobt!

Eisen-II-fumarat

Diese Eisenverbindung ist eine gängige Form zur Verbesserung des Eisenwerts. Allerdings kann die Aufnahme zu Verstopfung und Magen-Darm-Problemen führen. Zur Eisenversorgung sollten deshalb möglichst Lebensmittel eingesetzt werden, die einen guten Eisengehalt haben.

Füllstoff Cellulose

Pflanzlicher Füllstoff

Gelatine
Eine geschmacksneutrale, tierische Eiweißverbindung, die durch ziemlich –
na ich würde mal sagen - „nicht gerade appetitliche" Verarbeitung des
Bindegewebes von Schwein und Rind entsteht.

Pflanzliches Öl gehärtet
Auch das hatten wir schon!

Vitamin E
Vitamin E ist ein fettlösliches Vitamin, das vor allem für ein gesundes Herz
und gesunde Gefäße wichtig ist. Es gab in den letzten Jahren und
Jahrzehnten einen regelrechten Vitamin-E-Hype. Vitamin E galt so zu sagen
als das Wundervitamin in Sachen Herzgesundheit. Die Folge: Hochdosierte
Vitamin E-Präparate, die überall frei verkäuflich erworben werden konnten,
wurden in Mengen konsumiert. Vermehrt wird heute durch Studien belegt,
dass Vitamin E in solchen Mengen durchaus Schaden anrichten kann. Es ist
dabei allerdings weniger kritisch zu betrachten als die anderen fettlöslichen
Vitamine A, D und K, da Vitamin E nicht wie diese im Körper eingelagert
wird, sondern bei Überdosierung auch wieder ausgeschieden werden kann.
Der von der DGE (Deutsche Gesellschaft für Ernährung) festgelegte
Tagesbedarf liegt derzeit bei ca. 12 mg bzw. 18 i.E. (internationale
Einheiten).

Trennmittel Siliciumdioxid
Siliciumdioxid ist ein großindustriell hergestellter von der EU als Lebensmittel-
Zusatzstoff zugelassener Stoff, der die Rieselfähigkeit anderer Materialien
erhalten soll.
Siliciumdioxid zieht in hohem Maße Wasser aus seiner Umgebung und sorgt
so dafür, dass getrocknete Materialien wie Pulver während der Verarbeitung
nicht verklumpen. Es wird deshalb in der Lebensmittel- und Pharma-Industrie
sehr häufig eingesetzt. Man findet es in fast allen Fertiglebensmitteln,
Nahrungsergänzungsmitteln und Arzneimitteln. Das Problem: Auch bei der
Aufnahme in unser Verdauungssystem verliert Siliciumdioxid die Fähigkeit,
Wasser aus seiner Umgebung an sich zu binden, nicht. Und zum Beispiel in
unserem Darm kann das zu großen schwerwiegende Folgen haben: Denn

Verstopfung und viele andere Darmprobleme werden dadurch ausgelöst, dass unser Darminhalt zu wenig Feuchtigkeit enthält. So unproblematisch dieser Stoff zu sein scheint. Auch hier macht es wieder die Menge: Achten Sie mal auf Ihre Lebensmittel – Sie werden erstaunt sein, wie oft Sie Siliciumdioxid in der Zutatenliste finden. Und wie so oft bauen sich die Probleme meist nur langsam auf – und werden dann auf keinen Fall auf „ein kleines bisschen" Zusatzstoff zurückgeführt!

Übrigens: In der Verpackung von feuchtigkeitsempfindlichen Produkten (Elektronische Geräte, Leder o.ä.) haben Sie sicher schon einmal ein verschlossenes Tütchen gefunden, das fühlbar kleine Kügelchen beinhaltet! Diese Kugeln sind aus Siliciumdioxid.

Nicotinsäureamid
Vitamin B3 auch Niacin genannt.

Zinkoxid
Anorganische Verbindung als Zink-Lieferant.

Kaliumchlorid
Ist hier offenbar nicht als Kaliumlieferant, sondern Geschmacksverstärker eingesetzt. Sonst würde man Kalium in der Liste der wirksamen Bestandteile finden! Klingt zum Verwechseln gut!

Calciumpantothenat
Vitamin B5

Süßstoff Aspartam
Süßstoff

Mangan-II-sulfat
Lieferant für das Spurenelement Mangan.

Saccharose
Süßstoff

Vitamin A

Mit Vitamin A haben wir wieder ein fettlösliches Vitamin in der Zutatenliste gefunden. Dieses Vitamin wird bei Überdosierung nicht einfach wieder ausgeschieden, sondern kann zu Problemen führen. Diese Überdosierung wird deshalb möglich, weil der Zusatz von Vitamin A in bestimmten Mengen auch in Lebensmitteln (und damit auch in Nahrungsergänzungsmitteln) zugelassen ist. So wird die Aufnahme oft unkontrollierbar. Die Versorgung mit Vitamin A sollte deshalb am besten über pflanzliche Carotinoide (z.B. Beta-Carotin) erfolgen.

Mögliche Folgen einer Überdosierung: Haarausfall, Kopfschmerzen, Knochenschmerzen, geschwollene Gelenke, Schwindel, Erbrechen und Durchfall, Haut- und Schilddrüsenprobleme. Die DGE (Deutsche Gesellschaft für Ernährung) empfiehlt eine tägliche Aufnahme von ca. 800 μg (Mikrogramm). Das entspricht 0,8 mg (Milligramm). Nur um einmal die Größenordnung klar zu machen. 2 Capletten „unseres Produktes" (die vom Hersteller empfohlene Tagesmenge) enthalten hier bereits 83% des Tagesbedarfs. Da sollte dann wohl über die Ernährung nicht mehr viel dazu kommen! Eine Einschätzung überlasse ich Ihnen!

Verdickungsmittel Gummi arabicum

Sorgt dafür, dass die Mischung der verschiedenen Zutaten stabil bleibt (und die Caplette nicht irgendwann zu bröseln beginnt!). In sehr seltenen Fällen kann es zu allergischen Reaktionen kommen (Schnupfen, Asthma, Ekzeme). Kreuzallergien möglich! Offenbar auch nicht gerade gesundheitsfördernd!

Modifizierte Stärke

Auch die modifizierte Stärke ist ein Schmankerl besonderer Art. Modifizierte (veränderte/abgewandelte) Stärke kann aus verschiedenen Rohstoffen (Mais, Kartoffeln, Weizen) gewonnen werden. Das muss nicht angegeben werden, ebenso wenig wie die Frage, wie oder womit modifiziert wurde. Möglicherweise sind hier und da auch mal gentechnisch veränderte Rohstoffe im Spiel. Nette Rätsel für Personen mit Gluten- oder anderen Lebensmittelunverträglichkeiten. Achten Sie mal darauf, wie häufig Sie die „modifizierte Stärke" auf der Zutatenliste finden!

Natriumselenat
Anorganischer Lieferant für das Spurenelement Selen.

Vitamin K1
Und schon sind wir beim nächsten fettlöslichen Vitamin, das wiederum – Sie erinnern sich – durchaus überdosiert werden kann, weil ein Zuviel vom Körper nicht ausgeleitet wird! Vitamin K zeichnet in unserem Naturschutzgebiet Mensch für die Blutgerinnung verantwortlich. Es ist damit Gegenspieler (Antagonist) aller blutverdünnenden Medikamente (Phenprocumon in Marcumar, ASS, Clopidogrel, Heparin, Ticlopidin, Trapidil).

Ich habe keine aktuellen Zahlen zu der Frage gefunden, wie viel % der deutschen Bevölkerung (vor allem wenn sie über 50 sind) solche blutverdünnenden Mittel einnehmen. Aber nach meiner Erfahrung ist die Zahl immens. Nun kann man überall nachlesen, dass Personen, die einer Blutverdünnung bedürfen, weil sie z.B. Probleme mit den Gefäßen oder dem Herzen haben, beim Verzehr von grünem Gemüse Vorsicht walten lassen sollen. Weil das enthaltene Vitamin K die Wirkung der Medikamente reduzieren oder aufheben kann. Und dann enthalten alle möglichen – völlig unbedenklichen – freiverkäuflichen Präparate Vitamin K. Das möge verstehen, wer will! Mir ist die Unbedenklichkeit einer solchen Vorgehensweise leider nicht verständlich zu machen.

Zu den Fakten: Die empfohlene Tagesmenge unseres Beispiel-Produktes enthält 27% des empfohlenen Tagesbedarfs an Vitamin K1. Bei vergleichbaren Präparaten werden – gerade im Bereich 50plus – bis zu 100% des Tagesbedarfs erreicht! Bitte berücksichtigen Sie das bei der Einnahme von Vitaminpräparaten!

Vitamin D3
Auch Vitamin D ist ein fettlösliches Vitamin, das überdosiert werden kann. Die wunderbare – wundersame – Berichterstattung um dieses Vitamin übertrifft bei Weitem alles, was ich mir in diesem Zusammenhang vorstellen konnte. Selbst ernannte Experten empfehlen die Einnahme ungeheurer Mengen dieses nicht ganz unkritischen Stoffs, weil wir damit anscheinend fast alle unsere gesundheitlichen Probleme beseitigen können.

Aber beginnen wir von vorne. Vitamin D wird von vielen Wissenschaftlern nicht als Vitamin, sondern als Hormon eingestuft, weil unser Körper selbst in der Lage ist, ausreichende Mengen dieses Stoffes zu produzieren. Unter Verwendung von Cholesterin (ja, Sie haben richtig gehört: Cholesterin) produziert unser Körper in der Leber eine Vorstufe von Vitamin D, das Provitamin D. Dieses Provitamin wird dann unter die Haut befördert und zusammen mit UV-Strahlung in Vitamin D umgewandelt. In der jeweils benötigten Menge, versteht sich!

Für eine ausreichende Eigenproduktion sollten wir im Durchschnitt ein paar Minuten täglich an der frischen Luft sein. Nicht in der prallen Sonne wohl gemerkt, denn die benötigte UV-Strahlung ist auch bei bedecktem Himmel vorhanden.

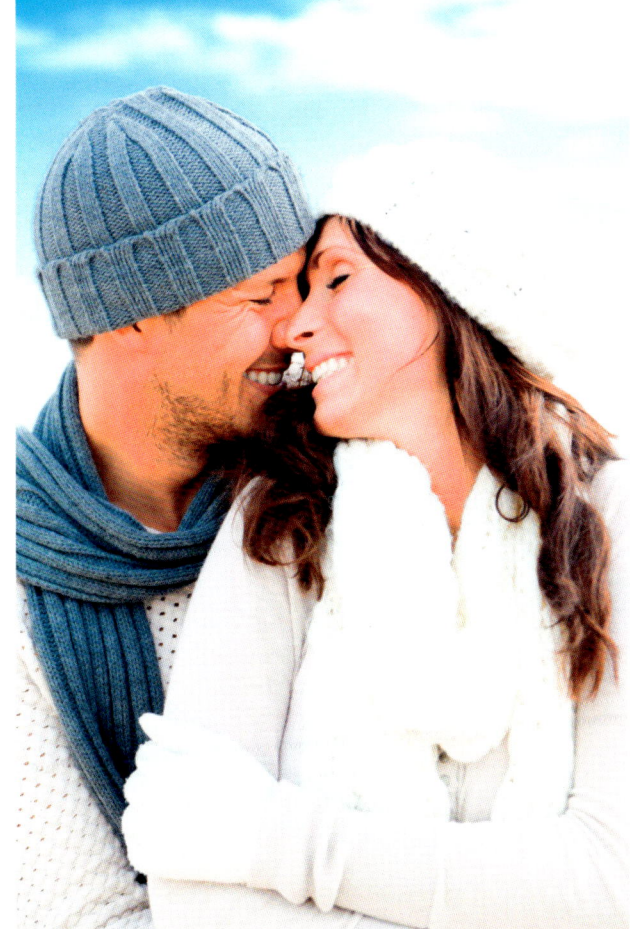

Klar ist, Vitamin D kann eingelagert und deshalb auch auf Vorrat produziert werden, falls das Wetter mal besonders schlecht ist! Genial, nicht?

An der „frischen Luft" kann unser Körper Vitamin D selbst produzieren – und wir bauen Stress ab.

Sollen wir diese genialen Systeme in unserem Naturschutzgebiet Mensch einfach so als gegeben hinnehmen? Das wäre ja gelacht!

Also tun wir das Nötigste, um unsere genialen Systeme zu unterlaufen. Das beginnt mit dem UV-Schutz in der Kosmetik. Kaum können wir uns der Rollkragenpullis und Handschuhe im Frühjahr entledigen, schon verwenden wir die Tagescreme mit Lichtschutzfaktor. Sicher sollte man die Belastung durch UV-Strahlen auch nicht missachten, aber es ist wie so oft. Wenn wir etwas tun, dann richtig – mit uns typischer Gründlichkeit! Also auch hier: In Maßen ist Licht und Sonne wichtig, aber Lichtschutzfaktoren in Kosmetika behindern die körpereigene Produktion von Vitamin D.

Dann wäre da noch das lästige Cholesterin. Mit so genannten pflanzlichen Sterinen in Margarine und allen möglichen anderen Lebens-, Nahrungsergänzungs- und Arzneimitteln senken wir künstlich den Cholesterin-Gehalt im Blut. Egal, ob wir zuviel davon haben oder nicht. Und weil naturgemäß dann auch die Produktion von Vitamin D nicht mehr in ausreichendem Maß funktioniert (auch die Eigenproduktion von Vitamin D ist cholesterinsenkend, weil dabei ja Cholesterin verbraucht wird), nehmen wir synthetisches Vitamin D zu uns. Klingt logisch, oder?

Dann sehen wir uns mal an, wie es mit der Einnahme von Vitamin D bestellt ist. Eine der wichtigsten Aufgaben von Vitamin D im Körper ist die Regulierung des Calcium- und Phosphat-Haushalts und damit der Einlagerung oder Entnahme von Calcium in die bzw. aus den Knochen. Eine ausgewogene Versorgung mit Vitamin D ist damit besonders wichtig zur Vorbeugung von Osteoporose, für stabile Knochen und Zähne.

In den 80er Jahren des letzten Jahrhunderts (also so um 1980) waren Vitamin-D-haltige Präparate noch verschreibungspflichtig. Bis die erste Negativ-Liste der Krankenkassen die Erstattung dieser Medikamente verweigerte. Was aber nicht erstattet wird, möchten Ärzte auch nicht gerne verordnen. Also wurden diese Medikamente zu so genannten apothekenpflichtigen Arzneimitteln herabgestuft, was damals auch noch eine ziemliche Limitierung bedeutete. Denn der Markt der Arzneimittel war noch sehr stark reglementiert und die Beratungsfunktion des Apothekers deutlich intensiver als heute – in Zeiten von Internet-Apotheken.

Warum das alles so war, ist einfach zu erklären. Weil ein Zuviel an Vitamin D recht massive Störungen verursachen kann: Die Symptome umfassen Herzrhythmusstörungen, Übelkeit, Erbrechen bis hin zu Kalziumablagerungen in Blutgefäßen (Arteriosklerose), Niere und Galle (Nieren- und Gallensteine).

Nun aber weiter in der „Geschichte" von Vitamin D. Mit steigendem Durchschnittsalter stieg nun natürlich auch die Gefahr von Osteoporose – das hatten die Marketing-Experten in der Pharma-Industrie schnell herausgefunden. Und so wurden immer neue Kombinations-Präparate mit Calcium und Vitamin D auf den Markt gebracht, die natürlich auch zur Vorbeugung eingesetzt werden sollten – macht ja dieses Verkaufs-Segment deutlich interessanter! Mit der Lockerung des Apothekenmarktes boten nun auch immer mehr Discounter und Drogeriemärkte solche Kombinationspräparate an und es ist heute fast nicht mehr möglich ein Calcium-Präparat ohne Vitamin D zu erwerben.

Schlussendlich entdeckte auch die Lebensmittelindustrie das wunderbare Vitamin. Kombinierte Multivitamin-Präparate und alle denkbaren Nahrungsergänzungsmittel enthalten heute deshalb Vitamin D. Zwei Capletten (also eine empfohlene Tagesverzehrmenge) enthalten 124% des Tagesbedarfs von Vitamin D.
Vitamin D wurde dann auch als wichtiger Zusatz für Kinder entdeckt. Sozusagen als eine Art „Zwangsversorgung" enthält eine dieser kleinen Fruchtzwerge-Becherchen ¼ Tagesbedarf an Vitamin D! Unvorstellbar!

Also sehen wir uns einmal an, was eine gesundheitsbewusste Mittfünfzigern so an Vitamin D täglich zu sich nimmt und zwar ohne es zu wissen – merken wird sie es vielleicht viel später, wenn sich irgendwann die Nebenwirkungen bemerkbar machen:
Morgens eine Kapsel mit Soja-Isoflavonen (für aktive Wechseljahre) mit 5µg pro Tagesmenge, dazu natürlich für einen ausgewogenen Vitamin-Haushalt 2 von „unseren" Capletten mit 6,2µg, und weil ihre Mutter Osteoporose hatte und der Arzt sie zur Vorsicht ermahnt hat (das ist kein Witz, das passiert viel häufiger als man denkt), nimmt sie außerdem das Diätetische Lebensmittel xy osteo 25µg pro Sachet (5-facher Tagesbedarf). Und am Ende des Tages dürfen es dann ruhig noch 2 Fruchtzwerge (mit 2,5µg) und

vielleicht ein Mulitvitamin-Saft mit 5µg pro Glas oder eine mit Vitamin D versetzte Margarine mit 1,5 µg (100g des Lifestyleprodukts „Lätta" enthalten z.B. 7,5 µg Vitamin D und 800 µg Vitamin A – 20g davon täglich sind eher sparsam gerechnet!) sein.

Und weil all diese Mittelchen so unproblematisch sind, kann man von dem einen oder anderen durchaus auch einmal ein bisschen mehr nehmen – während der Erkältungszeit – oder wenn die Wechseljahre tageweise mal besonders schwierig sind. Allein mit der normalen Dosierung kommen wir im vorliegenden Bespiel auf ca. 45 µg Vitamin D – und das ist fast der 9-fache Tagesbedarf!

Zu Ihrer Information: Die Umrechnung von µg (Mikrogramm) in I.E. (internationale Einheiten – auch so werden Vitamin-Mengen ab und zu angegeben) liegt bei Vitamin D bei 40. Das heißt: 1µg Vitamin D entspricht 40 I.E. und demnach liegt der Tagesbedarf von Vitamin D bei 200 I.E.

Also – für eine ausreichende Vitamin-D-Versorgung sollten Sie regelmäßig an die frische Luft gehen. Wenn das nicht reicht, versuchen Sie Ihren Bedarf über „normale" Lebensmittel zu decken. Das sind fetter Seefisch wie Hering, Lachs oder Sardinen (und dieses Fett ist auch noch gesund und hilft das Vitamin D gut aufzunehmen), Pilze und Milchprodukte. Auch die so genannten Heilpilze wie Shiitake, Maitake und Reishi sind reich an Vitamin D.

Vitamin B12

Spannende Infos zu diesem Vitamin finden Sie auf am Ende des Buches.

Das war's nun mit den Zutaten unseres „gesunden Plus an Vitaminen und Mineralstoffen", das hier natürlich nur beispielhaft für das riesige Marktsegment der Vitamin-Präparate stehen kann. Spannend, was man alles aus einer solchen Zutatenliste herauslesen kann, wenn man nur „die richtige Brille" aufsetzt.

Informationen zur Bewertung von Mineralstoff-Präparaten möchte ich Ihnen im Gesamtkontext unter dem Kapitel „Übersäuerung – Mineralstoffe" näherbringen.

Unterschiedlich lesen: Arzneimittel und Nahrungsergänzungsmittel

Die EU-Gesetzgebung hat es möglich gemacht, dass sich mittlerweile auf dem Markt der Gesundheitsprodukte eine Vielzahl von Produktgruppen „tummelt", die alle unterschiedlichen Vorgaben unterliegen. Neben Nahrungsergänzungsmitteln gibt es so genannte „Diätetische Lebensmittel für besondere medizinische Zwecke", die sich – ebenso wie eine bestimmte Gruppe der „Medizinprodukte" nicht wesentlich von Nahrungsergänzungs-mitteln unterscheiden und sozusagen die Zwitter zwischen Nahrungsergänzungsmitteln und frei verkäuflichen Arzneimitteln darstellen.

Ich möchte Sie nun eigentlich nicht noch weiter verwirren, aber – ob Sie es glauben oder nicht – es gibt Produkte, die sich in ihren Inhaltsstoffen in keinem Punkt unterscheiden, obwohl das eine ein Nahrungsergänzungs-, das andere ein Arzneimittel ist. Sie merken schon: auch wenn man vieles weiß, muss man längst nicht alles verstehen.

Aber zurück zum Thema. In die Produktgruppe der Nährstoff-Präparate fallen unterschiedlichste Präparate wie Baldrian-, Knoblauch-, Nachtkerzenöl- oder Artischocken-Kombinationen ebenso wie eine ganze Reihe von Schlankheitspillen und vieles mehr. Wichtig wird für Sie die Unterscheidung zwischen Nahrungsergänzungs- und Arzneimittel erst dann, wenn Sie mal wirklich genau wissen möchten, was in dem Produkt alles enthalten ist. Aber wer möchte das eigentlich schon? Sie in Zukunft – wie ich hoffe!

Also wenn Sie nun wirklich „Ihre Scheu", alles genau wissen zu wollen, überwunden haben, müssen Sie folgendes berücksichtigen:
Bei Arzneimitteln trennt man zwischen „Wirkstoffe bzw. Wirksame Bestandteile" und „Hilfsstoffe". Beide stehen auf dem Beipackzettel. Aber: Nur die „Wirkstoffe" finden Sie auf der Umverpackung, die „Hilfsstoffe" werden nicht hier, sondern *in* der Packung auf dem Beipackzettel aufgeführt. Interessant auch: Bei Arzneimitteln können Sie nicht erkennen, ob der Anteil der Hilfsstoffe mehr oder weniger hoch ist. Wirklich sehr verbraucherfreundlich!
Bei Nahrungsergänzungs- und Lebensmitteln können Sie zumindest anhand der Position in der Zutatenliste eine gewisse Vermutung anstellen. Hier muss

die Zutatenliste auf der Umverpackung abgedruckt sein, auch wenn der Text nur mit Brille und in hellem Licht einigermaßen erkannt werden kann.

Auf dem Beipackzettel (Stand Januar 2011) eines der größten Artischocken-Arzneimittel, finden wir zum Beispiel als Hilfsstoffe: *Hypromellose, Lactose-Monohydrat, Magnesiumstearat, hochdispersives Siliciumdioxid, Talkum, Titandioxid, Chinolingelb, Brilliantblau.*
Dann legen wir mal los. Also, neben dem Wirkstoff „Artischockenblätter Trockenextrakt" enthält dieses Arzneimittel unbekannte Mengen von:

Hypromellose
Hypromellose – etwas Ähnliches wie Cellulose. Also unbedenklich.

Lactose-Monohydrat
Leicht veränderte Form von Lactose, aber gleiche Wirkung, nichts bei Lactose-Intoleranz.

Magnesiumstearat
Trennmittel auf Magnesiumbasis (Bezeichnung für den identischen Zusatzstoff: Magnesiumsalze von Speisefettsäuren – klingt eklig, ist aber unkritisch).

Hochdispersives Siliciumdioxid
siehe unter Siliciumdioxid.

Talkum
Verwandt mit Siliciumdioxid, hat vergleichbare Wirksamkeit - also siehe unter Siliciumdioxid.

Titandioxid, Chinolingelb, Brilliantblau
Farbstoffe! Schließlich soll so ein Arzneimittel doch auch schön aussehen, oder? Farbstoffe, vor allem Titandioxid stehen im Verdacht, Allergien, Unverträglichkeiten und gesundheitliche Beschwerden auszulösen. Verzeihen Sie den derben Spruch, aber sie sind unnötig wie ein Kropf!

Und zum Abschluss dieses Kapitels wollen wir uns ein Nahrungsergänzungsmittel ansehen, das Artischocke und Enzyme enthält und vom gleichen Konzern hergestellt wird.

Hier nun die Zutatenliste des Nahrungsergänzungsmittels, das eingesetzt werden soll, wenn man sich aufgebläht fühlt - übrigens eins meiner Lieblingsbeispiele, denn hier findet man eine Sammlung fast aller Zutaten, die man wirklich nicht brauchen kann:

Zucker, Milchzucker, Artischockenpresssaft Pulver, Maltodextrin, Füllstoff Cellulosepulver, Trennmittel Kieselsäure, Füllstoff Calciumcarbonat, Trennmittel Mono- und Diglyceride von Speisefettsäuren, Papaya Fruchtpulver (0,2 % Papain), Ananas Fruchtpulver (0,1% Bromelain), Füllstoff vernetzte Natriumcarboxymethylcellulose, Verdickungsmittel Gummi arabicum, Überzugsmittel Schellack, pflanzliches Fett gehärtet, Glucosesirup, Trennmittel Magnesiumsalze von Speisefettsäuren, Maisstärke, Säureregulator Natriumhydroxid, Überzugsmittel Carnaubawachs, Farbstoff Titandioxid.

Ich werde meine Erklärung auf *die* Zutaten beschränken, die wir noch nicht besprochen haben.

Trennmittel Kieselsäure

Es handelt sich dabei um Siliciumdioxid und nicht etwa um Kieselerde. Kieselsäure ist synthetisch hergestelltes Siliciumdioxid, Kieselerde ist eine natürliche, organische Verbindung, die reich an schwefelhaltigen Aminosäuren ist und deshalb Haut und Haaren gut tut. Eine fatale – aber vielleicht gewünschte – Namensähnlichkeit!

Papaya Fruchtpulver (0,2 % Papain)

Hier wieder mal eine wunderbare Zutat. Ich möchte Sie absichtlich nicht als Wirkstoff bezeichnen, weil das wohl des „Lobes" zuviel wäre. Also… Papain ist ein hochaktives Enzym, das viele Wirksamkeiten hat. Eine genaue Erklärung hierzu finden Sie unter dem Stichwort „Papain". Der Papain-Gehalt im Fruchtfleisch der Papaya ist allerdings verschwindend gering. Der wirkliche Lieferant sind die Kerne der wertvollen Frucht. Sieht man sich nun die Position von Papaya Fruchtpulver in der Zutatenliste an, kann man sich schon vorstellen, dass in der ganzen Kapsel nur geringe Mengen an Fruchtpulver enthalten sind. Wenn dieses Pulver aber nur 0,2% Papain enthält, dann geht das Ganze wohl eher „gegen Null".

Ananas Fruchtpulver (0,1% Bromelain)

Ähnlich verhält es sich mit dem Bromelain-Gehalt. Bromelain ist das wirksame Enzym der Ananas und tatsächlich auch im Fruchtfleisch enthalten. Allerdings ist der Bromelain-Gehalt der in großen Plantagen angebauten Ananas verschwindend gering. Noch geringer dürfte wohl der Gehalt an Bromelain in der vorliegenden Nahrungsergänzung sein.

Überzugsmitttel Schellack

Schellack ist eine Harzform, die aus einem von Schildläusen hergestellten Stoff gewonnen wird.

Überzugsmittel Carnaubawachs

Carnaubawachs ist einer der härtesten bekannten pflanzlichen Lacke und wird zum Beispiel als Zusatz in Auto-Polituren verwendet. Hier dient Carnaubawachs als Überzugsmittel, um den Tabletten ein schönes, glänzendes Aussehen zu geben – das Auge isst schließlich mit. Auch wenn die Nahrungsergänzung dann „die Tablette schön hat" (so würden wir es sicher in Casting-Shows hören), der Verzehr von Carnaubawachs ist durchaus bedenklich. Denn dieses harte Wachs bleibt im Dünndarm wachsig und kann so die feinen Filter unserer empfindlichen Darmzotten nach und nach verstopfen. Filter, die die Aufnahme von Nährstoffen sicherstellen sollen, und die mit dem Alter ohnehin nicht gerade durchlässiger werden. Müssen wir uns dann auch noch von innen „wachsen", nur damit Nahrungsergänzungsmittel, die eigentlich unserer Gesundheit dienen sollen, schöner aussehen oder besser „rutschen"? Achten Sie in Zutatenlisten auch auf *Methacrylsäure-Methylmethacrylat-Copolymer* (kann auch eine ähnliche Bezeichnung sein bzw. Teile dieses Namens enthalten). Dabei handelt es sich um einen harzigen klebrigen Kunststoff, der ebenfalls in Nahrungsergänzungs- und Arzneimitteln, aber auch als Klebstoff eingesetzt wird. Steht im Verdacht, stark Allergie auslösend zu sein und vor allem Darmerkrankungen (z.B. Morbus Crohn) auszulösen.

Ein Sammelsurium leckerer Dinge, wie Sie sehen! Und eigentlich wollte der Käufer dieses Produktes doch nur, dass seine Verdauung unterstützt wird!

Sinn und Zweck von Zusatzstoffen

Warum aber werden in Lebens- oder Nahrungsergänzungsmitteln so viele Zusatzstoffe eingesetzt, wenn sie gesundheitlich doch so bedenklich sind? Die Frage ist einfach zu beantworten. Um den Geschmack und das „Mundgefühl" zu verbessern, um die Produkte schöner aussehen zu lassen und um die Verarbeitung zu vereinfachen. Denn nur so können Produkte in großen Mengen besonders billig hergestellt werden.

Wie wäre es anders zu erklären, dass die letzten beiden Produkte, die wir uns angesehen haben und mit denen Verdauungsstörungen und Blähungen behoben werden sollen, Lactose in relativ großen Mengen enthalten. Wo Lactose doch, wie wir bereits besprochen haben, bei ca. 15% aller Deutschen Bauchschmerzen und Blähungen verursacht? Das Aussehen der Produkte und ihre Wirtschaftlichkeit lassen im globalen, großindustriellen Denken keinen Platz für solche „Nebensächlichkeiten".

Naturheilkundliche, natürliche Präparate (auch Homöopathie etc.)

Es dürfte eigentlich klar sein, aber noch einmal expressis verbis. Ich halte sehr viel von naturheilkundlichen Präparaten und Behandlungstechniken. In den richtigen Händen haben Therapie-Ansätze wie Homöopathie, Bachblütentherapie, Schüssler Salze oder Akupunktur natürlich ihre Berechtigung und können auf hervorragende Ergebnisse verweisen.

Doch wie in allen bereits beschriebenen und noch folgenden Bereichen, werden auch diese Ansätze immer weiter verkommerzialisiert und somit ad absurdum geführt. Denken wir nur an eine unglaublich teure Studie, die von deutschen Krankenkassen in Sachen Akupunktur durchgeführt wurde. Mit dem Einsatz vieler Millionen, die natürlich über unser aller Krankenkassenbeiträge finanziert wurden, sollte „erforscht" werden, ob Akupunktur wirklich wirksam ist (dies ist ja per se schon ein völliger Irrsinn, bedenkt man, wie weit Akupunktur erforscht und beschrieben ist). Dabei wurde aber nicht etwa auf erfahrene Spezialisten zurückgegriffen, die dieser Technik wirklich mächtig sind und sie seit Jahrzehnten beherrschen und einsetzen. Vielmehr wurden Mediziner ausgewählt, die eine Ausbildung erhielten, und dann den alltäglichen Einsatz von Akupunktur erforschen und bewerten sollten. Einfach nur genial!

Homöopathische Wirksubstanzen, die eigentlich vom Fachmann genau und gezielt eingesetzt werden müssen, werden heute als Kombinations-Präparate (da schaudert's jeden Fachmann) in der Apotheke angeboten. Eine vorherige Diagnose scheint unnötig – denn jeder hat doch in der Werbung schon verstanden, wie das funktioniert. Schüssler-Salze sind heute nicht nur *in aller Munde* – selbstverständlich setzt sie jeder Laie nach Bedarf ein (was passt, kann man ja im Internet nachlesen). Sogar Bachblüten werden selbst „gemixt" und Notfall-Bonbons gehören zu den Verkaufsschlagern!

Welch ein Hohn, wenn solche Produkte von weltweit führenden Pharmakonzernen produziert und angeboten werden, statt von darauf spezialisierten und individuell tätigen, meist kleinen Herstellern. Ihre Verordnung gehört in die Hand von Fachleuten! Alles andere ist – finden Sie sich damit ab – Augenwischerei!

Allopathische (schulmedizinisch geprägte) Arzneimittel, die ohne Verordnung des Arztes abgegeben werden (z.B. Schmerzmittel etc.).

Kommen wir nun zu einem weiteren Bereich, der mittlerweile vielen Experten zunehmend Kopfschmerzen bereitet (na, da könnten Sie doch mit einem Schmerzmittel etwas dagegen tun): dem Bereich der so genannten allopathischen, apothekenpflichtigen, aber frei verkäuflichen Arzneimittel. Dazu gehören unzählig viele Präparate unter anderem auch Nasentropfen, Schmerzmittel, Schleimlöser und Hustenmittel.

Entstanden ist diese Gruppe von Präparaten ebenfalls zu Beginn der 1980er Jahre, als die ersten Negativlisten der Krankenkassen herausgegeben wurden. Man nennt sie Bagatell-Arzneimittel, weil sie für „nicht ernstzunehmende" gesundheitliche Beschwerden eingesetzt werden, sie irgendwann einmal „als unwirtschaftlich eingestuft" wurden oder ihre Wirksamkeit nicht ausreichend belegt ist. Ausreichend belegt müssen aber auf jeden Fall die Neben- und Wechselwirkungen sein – deshalb bleiben sie apothekenpflichtig.

Unter diesen Präparaten finden wir das **„ganz normale"** Nasenspray. Es kann nicht nur bei längerer Anwendung süchtig machen, sondern auch Hautausschlag und Schwellung von Haut und Schleimhaut, Herzklopfen oder

Blutdruckanstieg (und vieles mehr) verursachen. Bei seiner Verwendung ist besondere Vorsicht geboten, wenn Sie Probleme mit dem Herz-Kreislauf-System (auch Bluthochdruck) oder der Schilddrüse haben. Wer hätte das gedacht?

Dann hätten wir da noch das eine oder andere „unproblematische" Schmerzmittel. Schmerzmittel als „Luxus" eingesetzt sind eine wunderbare Errungenschaft – immer dann wenn Schmerzen unerträglich sind und ohne Schmerzmittel nicht zu behandeln sind. Doch Schmerzmittel sind der Klassiker von Arzneimitteln, die schon lange zum Normalfall „abgerutscht" sind.

ASS (Acetylsalicylsäure) ist eines der gebräuchlichsten Schmerzmittel und wird bei Menschen mit Herzproblemen in niedrigen Dosierungen als Dauermedikation zur Blutverdünnung eingesetzt. Es wird gern mal schnell bei Kopf- oder Gliederschmerzen „eingeworfen", weil grade keine Zeit für Schmerzen ist. Dann sollten wir uns aber wenigstens einmal im Leben die Zeit nehmen, den Beipackzettel zu überfliegen. Unter Nebenwirkungen würden wir dann folgende „Lappalien" finden (ihre Häufigkeit liegt zum Teil bei über 10%) – in den Klammern finden Sie in diesem Beispiel meine „Anmerkungen der Redaktion":

✓ *Gastrointestinale Beschwerden, wie Magenschmerzen, Mikroblutungen*
✓ *Übelkeit, Erbrechen und Durchfälle*
✓ *Bei häufiger und längerer Anwendung (wie oft und wie lang ist das?)*
   kann es in sehr seltenen Fällen zu Magenblutungen und
   Magenulzerationen (klingt schön lateinisch und sind Magengeschwüre)
   kommen.
✓ *Leber- und Nierenfunktionsstörungen, Hypoglykämie (Unterzuckerung)*
   sowie besonders schwere Hautreaktionen bis hin zum Erythema
   exsudativum multiforme (auch für den Laien besonders verständlich
   ausgedrückt, damit jeder etwas damit anfangen kann: Es handelt sich um
   eine akute, entzündliche Erkrankung der Haut und Schleimhaut!).
✓ *Unerwünschte Wirkungen, ohne Angabe der Häufigkeit (so unter dem*
   Motto „Kann schon mal vorkommen!"): ZNS-Störungen (ZNS ist das
   zentrale Nervensystem) wie Kopfschmerzen, Schwindel, Erbrechen,
   Tinnitus, Sehstörung oder Somnolenz (Benommenheit mit abnormer
   Schläfrigkeit) sowie Eisenmangelanämie (Blutarmut durch Eisenmangel –

da wäre doch vielleicht ein Eisenpräparat nicht schlecht!) können bei längerdauernder oder chronischer Anwendung auftreten.

- ✓ *Bei chronischer Einnahme von ASS können Kopfschmerzen auftreten, die zu einer erneuten Einnahme und damit wiederum zum Unterhalten der Kopfschmerzen führen können (da werden die Hersteller dann mal unerwartet, aber schonungslos ehrlich).*
- ✓ *Die langfristige Einnahme von Schmerzmitteln, insbesondere bei Kombination mehrerer schmerzstillender Wirkstoffe, kann zur dauerhaften Nierenschädigung mit dem Risiko des Nierenversagens führen.*
- ✓ *ASS vermindert in niedriger Dosierung die Harnausscheidung. Bei hierfür gefährdeten Personen kann dies unter Umständen einen Gichtanfall auslösen. (Kein Problem, dafür nimmt der Patient mit Herzkreislauf-Problemen eben noch ein Diuretikum dazu!)*

Und so gibt es eine unglaubliche Menge von apothekenpflichtigen Arzneimitteln, die meist mit großen Lifestyle-Kampagnen in Presse, Funk und Fernsehen beworben werden und dort völlige Gefahrlosigkeit vorgaukeln, es aber meist „faustdick hinter den Ohren" haben! Tun Sie mir – und natürlich vor allem sich selbst – den Gefallen und lesen sie den Beipackzettel, bevor Sie zur Einnahme solcher Präparate „schreiten". Entscheiden Sie *danach* selbst, ob Sie sich aufgrund der Gesamtsachlage für oder gegen das Präparat entscheiden. Sie finden alle Beipackzettel auch im Internet (geben Sie bei einer Suchmaschine einfach den Wirkstoff- oder Präparatenamen und das Wort „Beipackzettel" ein). Dann sparen Sie sich vielleicht das Geld für ein Arzneimittel, auf das sie lieber verzichten sollten – oder möchten.

Aus der großen Menge an Präparaten, für die diese Problematik zutrifft, möchte ich Ihnen noch 3 weitere – besonders wichtige – Beispiele vorstellen:

Diverse Präparate gegen Pilz-Erkrankungen der Haut
(Wirkstoff ist meist Clotrimazol).
Ich erinnere mich sehr genau an die Zeit „vor" Clotrimazol. Als „Pferdefrau" (ich habe schon als kleines Mädchen mit dem Reiten begonnen und es auch nie wirklich aufgegeben) kann ich mich sehr wohl erinnern, welchen Schrecken es verbreitete, wenn bei einem Pferd ein Hautpilz entdeckt wurde. Pilzerkrankungen waren nicht nur hoch infektiös, sie waren auch fast nicht zu behandeln. Die Entwicklung von Clotrimazol also eine wunderbare Sache!

Eigentlich. Denn dann wurde Clotrimazol in die Freiverkäuflichkeit „entlassen" und damit herabgestuft – vom Luxus zum Normalfall. Die Entscheidung, Clotrimazol als freiverkäufliches Arzneimittel zu klassifizieren, ließ vor ca. 20 Jahren verantwortungsvolle Experten erschaudern.

Clotrimazol ist ein so genanntes Antimykotikum, das als Salbe (oder andere von außen anwendbare Darreichungsformen) eine gute Wirksamkeit gegen Pilzerkrankungen zeigt. Aber: Dazu muss zum Einen klar sein, dass der Erreger der Krankheit tatsächlich ein Pilz ist, und zum Anderen muss der Wirkstoff lange genug aufgetragen werden, bis tatsächlich alle Erreger abgetötet sind. Sonst entstehen so genannte Resistenzen. Das heißt, die Erreger verändern sich so, dass sie nicht mehr auf den Wirkstoff reagieren.

Da wäre zuerst einmal die Frage: Woher weiß ein „normaler Mensch", ob es sich um einen Pilz handelt, wenn es an den Füßen juckt? Die Zahl der Hauterkrankungen steigt heutzutage immens an. Es könnte sich auch um eine bakterielle Infektion, eine Flechte oder eine Allergie handeln, bei denen Clotrimazol nicht das Mittel der Wahl ist. Sein Einsatz kann das Problem sogar noch verschlimmern!

Viel schlimmer aber ist die „Eigenerzeugung" von Resistenzen. So weiß der Beipackzettel zu berichten: *Wichtig für einen Erfolg der Behandlung ist die regelmäßige und ausreichend lange Anwendung der Lösung. Die Behandlungsdauer ist unterschiedlich; sie hängt unter anderem ab vom Ausmaß und der Lokalisierung der Erkrankung. Um eine komplette Ausheilung zu erreichen, sollte die Behandlung mit der Lösung nicht nach dem Abklingen der akuten entzündlichen Symptome oder subjektiven Beschwerden abgebrochen werden, sondern bis zu einer Behandlungsdauer von mindestens 4 Wochen fortgeführt werden. Bei Fußpilz sollte - um Rückfällen vorzubeugen - und trotz rascher subjektiver Besserung ca. 2 Wochen über das Verschwinden aller Krankheitszeichen hinaus weiter behandelt werden. Dabei sollte das Präparat 2-3-mal täglich aufgetragen werden.*

2-3-mal täglich die Füße einreiben und das „ca. 2 Wochen über das Verschwinden aller Krankheitsanzeichen hinaus". Das klingt nach strikter Konsequenz. Einer Eigenschaft, die sicher nicht vielen von uns zueigen ist! Vor allem, wenn niemand da ist (wie z.B. ein Arzt), der uns überprüft. Diese mangelnde Konsequenz führt in vielen Fällen dazu, dass die Erreger sich verändern – und damit gegen den eingesetzten Wirkstoff resistent werden. Und so ist das meist verwendete Präparat gegen Pilzinfektionen bei den weniger konsequenten Betroffenen nicht mehr wirksam. Aber natürlich auch nicht bei denen , die sich mit diesen resistenten Pilzen anstecken. Folge ist eine hohe Zahl von Pilzinfektionen, die auf die gängigen Präparate nicht mehr reagiert und auch in Krankenhäusern zu einer Flut von zum Teil lebensgefährlichen Erkrankungen führt. Wenn das Naturschutzgebiet Mensch bis in die Festen erschüttert ist.

Konsequent (da war man endlich mal konsequent) weitergeführt wurde dieser Wahnsinn mit der Herabstufung von Clotrimazol Gyno (oder ähnliche Bezeichnungen von Präparaten zur Behandlung von Scheidenpilz) von der Rezept- in die Apothekenpflicht. Vor allem Gynäkologen sind entsetzt: Es ist kein Abstrich mehr nötig, mit dem festgestellt wird, welcher Erreger verantwortlich ist. Jede Frau kann selbst „entscheiden", woher der Juckreiz im Genitalbereich wohl kommt. Eine katastrophale und komplett unverständliche Entscheidung, die die Gesundheit von Frauen wirklich massiv bedrohen kann!

Orlistat (Schlankheitsmittel)

Mit dem Wirkstoff Orlistat wurde vor – na ich schätze mal – etwa 20 Jahren eine Möglichkeit entwickelt, wirklich übergewichtigen Personen einen Rettungsanker anzubieten. Und mit „wirklich übergewichtig" meine ich nicht die paar Kilo zuviel, die uns beim Anprobieren der chicen Klamotten aus dem Vorjahr im Spiegel anlächeln!

Sondern die 40 oder 50 Kilo, die krank machen. Von Personen, die den Weg zurück in ein normales Leben nur noch mit Hilfe von Medikamenten schaffen. Personen, die unter Aufsicht von Fachpersonal das Ergebnis einer Ernährungsumstellung ein wenig schneller am sinkenden Gewicht erkennen sollen, um mehr Motivation zu erhalten. Aufgrund seiner Nebenwirkungen wurde der Wirkstoff Orlistat dann auch als verschreibungspflichtig eingestuft.

Denn mit seiner Wirkungsweise greift Orlistat tief in körperliche Zusammenhänge im Naturschutzgebiet Mensch ein. Orlistat hemmt im Magen-Darm-System die Bildung von Enzymen, die Fett aufspalten. Die

Folge: Aufgenommene Fette werden nicht aufgespalten und können deshalb nicht ins Blut zur Verwertung aufgenommen werden. Sie bleiben stattdessen unverändert im Darm und gelangen als Stoffe, die natürlicherweise dort nie auftauchen würden, in den Dickdarm.

Der Markt der Schlankheitsmittel ist verlockend groß!

Aber mit einem rezeptpflichtigen Arzneimittel ist leider nur ein sehr kleines Stück vom großen Kuchen zu bekommen. Und so kämpfte der Hersteller erfolgreich für eine ebenso geniale wie einträgliche Regelung. Eine, die – wir werden es später noch sehen – bei Arzneimitteln immer häufiger Anwendung findet.

Halbiert man die Menge eines verschreibungspflichtigen Arzneimittels pro Einheit (also statt 120 mg „nur" 60 mg pro Kapsel), dann ist dieser Wirkstoff plötzlich nicht mehr verschreibungspflichtig. Wunderbare Wandlung - denn eigentlich denkt man doch als einfacher Mensch, dass ein Wirkstoff entweder so viele Nebenwirkungen hat, dass er verschreibungspflichtig ist, oder so ungefährlich, dass es einer Rezeptpflicht (und damit einer Überwachung der Einnahme durch einen Fachmann) nicht bedarf.

Wie schnell nimmt der Verwender eines solchen Präparates – so dachte ich in meiner Einfalt – mal eine Kapsel mehr. Nicht ahnend, dass das Medikament, das er sich da gerade „gönnt", jetzt eigentlich rezeptpflichtig ist.
Orlistat beeinflusst übrigens nicht das Hungergefühl. Dieses Medikament funktioniert also – falsch verstanden und verwendet – nach dem Motto: Hinein damit und wieder unverändert raus, ohne dass man davon zunimmt! Die Empfehlung auf dem Beipackzettel, sich während der Einnahme von Orlistat möglichst fettarm zu ernähren, klingt da wie blanker Hohn. Und so werden Ess-Störungen eher unterstützt als verhindert. Mit Aufklärung und Bewusstsein in Sachen Ernährung ist da nicht!

Aber – zu viel denken, ist vielleicht auch nicht gut. Beginnen wir also zu lesen. Und zwar den Beipackzettel von Orlistat-Präparaten. Unter den Nebenwirkungen dieses „Lifestyle-Präparates" (so ist es offiziell angemeldet) finden wir kaum solche, die selten oder gar sehr selten sind. Entweder die

Häufigkeit der Fälle ist nicht bekannt oder die Probleme tauchen eher häufig auf und lesen sich so:

Schwere allergische Reaktionen

Diese erkennen Sie an folgenden Veränderungen: schwere Atemnot, Schweißausbrüche, Hautausschläge, Juckreiz, Schwellungen im Gesicht, Herzrasen, Kreislaufzusammenbruch.

Andere schwerwiegende Nebenwirkungen

Rektale Blutungen, Divertikulitis (Entzündung des Dickdarms) mit möglichen Symptomen wie Schmerzen im unteren Magenbereich (Abdomen), insbesondere auf der linken Seite, möglicherweise mit Fieber und Verstopfung, Bläschenbildung auf der Haut (einschließlich aufplatzende Bläschen), starke Schmerzen im Oberbauch infolge von Gallensteinen, Hepatitis (Entzündung der Leber) mit möglichen Symptomen wie Gelbfärbung von Haut und Augen, Juckreiz, Bauchschmerzen und druckempfindlicher Leber.

In seltenen Fällen kann es zu erhöhten Konzentrationen von Oxalsäure in Blut und Urin kommen mit der Folge einer Nierenerkrankung.

Bei einigen Patienten wurde eine Pankreatitis (Entzündung der Bauchspeicheldrüse) beobachtet.

Sehr häufige Nebenwirkungen

Blähungen (Flatulenz) mit und ohne öligen Austritt, plötzlicher Stuhldrang, fettiger oder öliger Stuhl, weicher Stuhl

Häufige Nebenwirkungen

Magen-(Bauch-)schmerzen, Inkontinenz (Stuhl), wässriger/flüssiger Stuhl, vermehrter Stuhldrang, Beklemmungen

Auswirkungen auf Blutuntersuchungen

Es ist nicht bekannt, wie häufig diese Auswirkungen auftreten: Erhöhung von bestimmten Leberenzymwerten, Auswirkungen auf die Blutgerinnung bei Patienten, die Warfarin oder andere blutverdünnende (antikoagulierende) Arzneimittel einnehmen.

Die Wirkung von oral einzunehmenden Mitteln zur Schwangerschaftsverhütung (Pille) wird unter Umständen abgeschwächt oder aufgehoben, wenn Sie starke Diarrhö (Durchfall) haben. Wenden Sie zusätzliche schwangerschaftsverhütende Maßnahmen an, falls Sie von schwerem Durchfall betroffen sind.

Ein echtes Lifestyle-Produkt, wie Sie sehen, das auch als solches mit bunten Farben und schlanken Menschen fröhlich beworben wird!

Omeprazol (Sodbrennen)

Wieder ein Wirkstoff, der eine geniale Erfindung für die Behandlung schwer kranker Menschen darstellt. Omeprazol (in diese Gruppe gehört z.B. auch Pantoprazol) gehört zu den so genannten Protonenpumpenhemmern (auch Magensäureblocker genannt). Sie wirken nicht direkt im Magen, sondern gelangen ins Blut und verhindern von dort aus, dass die dafür verantwortlichen Zellen im Magen Säure produzieren können. Sie behindern also den Magen daran, Magensäure zu bilden. Ein großer Segen für Personen, die an blutenden Magengeschwüren oder anderen lebensbedrohlichen Erkrankungen des Magens leiden. Soweit so gut.

Leider ist auch dieses Marktsegment (das im weitesten Sinn mit Magenschmerzen und Sodbrennen zu tun hat) verführerisch ertragreich. Und so werden Präparate mit Omeprazol oder Pantoprazol sowohl im rezeptpflichtigen wie auch im freiverkäuflichen, apothekenpflichtigen Bereich angeboten. Die Wichtigkeit und Verbreitung dieser Produktgruppe lässt es mir notwendig erscheinen, beide Bereiche genauer unter die Lupe zu nehmen und Ihnen näher zu bringen. Vielleicht sind ja auch Sie selbst oder Verwandte und Freunde betroffen!

Omeprazol (Pantoprazol) in freiverkäuflichen, apothekenpflichtigen Präparaten

Sodbrennen ist eine weitverbreitete Erscheinung unseres hektischen Alltags. Die Auslöser für eine solche Überproduktion an Magensäure sind vielfältig und reichen von Stress über falsches Essen, bis hin zur Einnahme von Medikamenten oder Befall mit Erregern wie Helicobacter pylori – über all das haben wir ja schon hinlänglich gesprochen. Es handelt sich also um eine recht massive Entgleisung im Naturschutzgebiet Mensch.

Wie alle unsere Systeme ist auch unser Verdauungssystem perfekt ausgeklügelt, Abläufe und Funktionen der einzelnen Bereiche greifen ineinander wie unendlich viele kleine Zahnrädchen. Ein perfektes System, das darauf ausgerichtet ist, auftretende Fehler schon mal „auszubügeln" zu können. Eben wie in einem Naturschutzgebiet. Zu den genauen Abläufen werde ich Ihnen unter den Punkten „Übersäuerung" und „Darm" noch viel Interessantes zu berichten wissen.

Aber zurück zum Sodbrennen. Magensäure hat ihren Namen wahrlich verdient. Sie hat einen pH-Wert von 1-1,5 (das ist um ein Vielfaches saurer als reiner Zitronensaft) und besteht zu 0,5% aus reiner Salzsäure.

Produziert unser Magen über einen längeren Zeitraum zuviel Magensäure, beginnt er sich selbst anzugreifen. Dann werden nämlich die Schutzsysteme der auskleidenden Schleimhäute überwunden und die Säure kann die Magenwand und später auch die Speiseröhre angreifen. Es kommt zu Entzündungen, Geschwüren, Blutungen bis hin zu Krebs.

Ein gefährliches Geschehen, mit dem man nicht spaßen sollte. Es ist eine Art Hilferuf unseres Verdauungssystem und wir sollten darauf hören – wehret den Anfängen. Obwohl die Medizin die Gefahren einer solchen Entwicklung sehr gut kennt, wird Sodbrennen oft zuerst einmal als Lappalie abgetan und mit Präparaten der so genannten Selbstmedikation behandelt.

Bis vor einigen Jahren benutzte man dazu Antacida (Entsäuerungs-Mittel), die mit ihren Wirkstoffen die Magensäure vor Ort (also im Magen) neutralisieren. Bitte genießen Sie vor allem aluminiumhaltige Präparate (Wirkstoff z.B. Algeldrat oder Aluminiumhydroxid) mit Vorsicht, da Aluminium sich im Körper einlagern und dort zum Teil schwerwiegende gesundheitliche Probleme auslösen kann. Antacida neutralisieren Magensäure, beseitigen aber nicht das Problem.

Handelt es sich nur um eine kurzzeitige, unproblematische Störung, können sie schon mal gute Dienste leisten. Meist führen sie aber dazu, dass der Magen mit einer Gegenreaktion antwortet und noch mehr Magensäure produziert. So ist die Zahl der Betroffenen, die regelmäßig Antacida einnehmen und ohne sie „fast nicht mehr aus dem Hause gehen", riesengroß.

Und nun kommt wieder unser Omeprazol ins Spiel Kennen Sie die Werbung? Ein junger Mann steht vor dem „Currybunker" und ordert Curry-Pommes-rot-weiß (für Nichtinsider: das ist eine Currywurst mit Pommes frites, Mayonnaise und Ketchup). Doch schon beim ersten Bissen dieser ausgewählten Schonkost, tritt ihm ein Feuerschweif aus dem Mund. Sodbrennen! Und was rät ihm der Sprecher? Nicht etwa, einmal ein paar Tage auf Curry-Pommes-rot-weiß zu verzichten – nein, er rät ihm zu

Omeprazol. Und in Anspielung auf die Antacida, die der arme Kerl wohl schon längere Zeit eingenommen hat, zeigt eine Grafik, dass das neue Präparat nur einmal täglich eingenommen werden muss. Nicht alle paar Stunden! Und schon ist unser Freund wieder fit und kann genießen: Ganz, ganz viele Curry-Pommes-rot-weiß und Burger und Cola. Ohne Sodbrennen. Eine echte Errungenschaft, finden Sie nicht auch? Was unser Sprecher da empfohlen hat, ist die freiverkäufliche Form von Omeprazol, doch dazu gleich mehr.

Dummerweise kommen der Magensäure aber in unserem System neben anderen zwei besonders wichtige Aufgaben zu:
- ✓ Zum Einen sorgt die Säure dafür, dass Nährstoffe wie Fette und Eiweiß in kleinste Teile zerlegt werden, was eine wichtige Voraussetzung für eine vollständige Verdauung ist.
- ✓ Zum Anderen ist die Säure so aggressiv, dass Eindringlinge wie Bakterien, Viren, Pilze oder Parasiten, die meist über den Magen in den Körper gelangen, keine Chance haben, diese Barriere zu passieren.

Die Einnahme von Omeprazol hat also tiefe und ungeahnte Auswirkungen auf ein intaktes Naturschutzgebiet Mensch und wird vom Luxus für schwerkranke Menschen zur Bedrohung für Gesunde. Denn Omeprazol
- ✓ behindert die vollständige Verdauung von Fetten und Eiweiß. Die Folge: Die Versorgung mit diesen lebenswichtigen Nährstoffen wird behindert. Gleichzeitig verbleiben diese halbverdauten Stoffe im Darm und verunreinigen ihn.
- ✓ sorgt dafür, dass im Magen nicht mehr ausreichend Säure produziert wird, der pH-Wert langfristig ansteigt und infolge dessen Frreger aller Art fast ungehindert in unseren Körper gelangen können.

Und hier die möglichen Nebenwirkungen von Pantoprazol bzw. Omeprazol (wieder ohne Angabe der Häufigkeit). Nehmen Sie sich einmal die Zeit und genießen Sie diese Vielfalt in Ruhe:
- ✓ *Durchfall, Verstopfung, Blähungen mit Windabgang (unter Umständen mit Bauchschmerzen), Übelkeit und Erbrechen.*
- ✓ *Braun-schwärzliche Verfärbung der Zunge bei gleichzeitiger Einnahme von Clarithromycin und gutartige Drüsenkörperzysten*

- ✓ Mundtrockenheit, Entzündung der Mundschleimhaut, Pilzinfektion (Candidiasis) und Bauchspeicheldrüsenentzündung
- ✓ Veränderungen der Leberenzyme, Leberentzündung mit oder ohne Gelbsucht, Leberversagen und Hirnschädigung (Encephalopathie) bei Patienten/Patientinnen mit vorbestehender schwerer Lebererkrankung.
- ✓ Veränderungen des Blutbildes, reversibles Absinken der Zahl der Blutplättchen, der weißen Blutkörperchen oder aller Blutzellen (Thrombocytopenie, Leukopenie, Pancytopenie) und mangelnde Bildung weißer Blutkörperchen (Agranulocytose)
- ✓ Hypochrome, mikrozytäre Anämie (Blutarmut) bei Kindern.
- ✓ Juckreiz, Hautausschlag, Glatzenbildung (Alopezie), Erythema multiforme, Lichtempfindlichkeit und vermehrtes Schwitzen (Hyperhydrose)
- ✓ Stevens-Johnson-Syndrom oder toxische epidermale Nekrolyse (schwere Hautschädigung)
- ✓ Muskelschwäche, Muskel- und Gelenkschmerzen
- ✓ Nierenentzündung
- ✓ Müdigkeit, Schläfrigkeit, Schlafstörungen, Schwindel und Kopfschmerzen
- ✓ Missempfindungen und Benommenheit. Verwirrtheit und Halluzinationen sowie aggressive Reaktionen meist bei schwer kranken oder älteren Patienten/Patientinnen
- ✓ Erregungszustände und Depressionen bei schwer kranken oder älteren Patienten/Patientinnen
- ✓ Störungen der Sehfähigkeit (Verschwommensehen, Schleiersehen und Einschränkung des Gesichtsfeldes), Hörstörungen (z.B. Ohrgeräusche) und Geschmacksveränderungen
- ✓ Nesselsucht, erhöhte Temperatur, Fieber, Gewebsschwellung, Bronchienverengung, allergischer Schock, allergische Gefäßentzündung
- ✓ Unwohlsein, Wassereinlagerungen in den Beinen (periphere Ödeme)
- ✓ Erniedrigung des Natriumgehaltes im Blut
- ✓ Vergrößerung der männlichen Brustdrüse .

Pantoprazol/Omeprazol kann die Aufnahme von Vitamin B12 vermindern. Diese Wirkstoffe sollten nicht zusammen mit Clopidogrel (sehr häufig verordnetes Medikament zur Blutverdünnung) eingenommen werden.

Wirklich vielseitig und auf jeden Fall allemal besser als der Verzicht auf Curry-Pommes-rot-weiß! In der Tat!

Und damit möglichst viele Menschen in den Genuss dieses tollen Produktes kommen, hat Anfang 2010 die Pharma-Lobby fleißig gearbeitet. Es gibt Omeprazol seitdem auch freiverkäuflich in der Apotheke. Und hier hat man mit Kreativität wirklich nicht gegeizt.

Eine besonders irrwitzige Variante finden wir bei zwei Omeprazol-Präparaten. Hier ist nicht etwa das geringer dosierte Produkt freiverkäuflich.

- ✓ Vielmehr gibt es eine Packung mit **30 Kapseln à 10 mg** Omeprazol, die ist **rezeptpflichtig**.
- ✓ Und eine Packung mit **14 Kapseln à 20 mg**, die ist **rezeptfrei**.

Verstehen Sie nicht? Ich auch nicht, macht aber nichts.

Die Erklärung unserer Gesetzgeber: Die rezeptfreie Packung ist kleiner! Da weiß doch jeder Verbraucher gleich, dass er nicht mehr davon nehmen darf! Klar oder? Und dann gibt es noch die Möglichkeit, das Produkt im zweiten Namen mit dem Wörtchen „Akut" zu zieren. Dann weiß der Verbraucher natürlich ebenfalls, dass er es nur im akuten Fall nehmen darf. Sind wir nicht ein Volk von aufgeklärten Arzneimittel-Spezialisten?

Diese eigentlich verschreibungspflichtigen „Akut"-Präparate finden Sie übrigens auch bei Medikamenten gegen Durchfall (Loperamid) und Husten (ACC) sowie Schmerz- (Ibuprofen) oder Rheumamitteln (Diclofenac). Die Beipackzettel möchte ich Ihnen hier ersparen. Schauen Sie einfach mal ins Internet!

Rezeptpflichtige Arzneimittel

Ja, dann wären wir schon bei der vierte Gruppe, den rezeptpflichtigen Arzneimitteln. Wie der Name schon sagt, müssen diese Arzneimittel vom Arzt verordnet und in der Apotheke gekauft werden. Viele dieser Arzneimittel werden von den Kassen erstattet.

Wie bereits erwähnt, gibt es das vielseitige Omeprazol/Pantoprazol auch als verschreibungspflichtiges Arzneimittel und damit möchte ich dieses Kapitel auch beginnen.

Omeprazol / Pantoprazol als verschreibungspflichtige Arzneimittel

Ich hatte früher schon häufig von den, allerdings damals noch selten eingesetzten, Magensäureblockern gehört. Sie wurden von Ärzten in Deutschland aufgrund ihrer massiven Nebenwirkungen wirklich nur in schweren Fällen eingesetzt.

Doch dann Anfang 2010 erkrankte mein Mann schwer und wurde mit dem Notarzt ins Krankenhaus eingeliefert. Als Notfallmedikation waren eine Reihe von Medikamenten notwendig und die Schwester wies mich darauf hin, dass mein Mann morgens auf jeden Fall seine „Magenschutztablette" einnehmen müsse, damit die Arzneimittel (u.a. übrigens Clopidogrel, das eigentlich kontraindiziert ist) nicht seinen Magen angreifen würden. Ich glaubte zu verstehen: eine Art Schutz-Überzug für die Magenschleimhaut! Phantastisch. Ich riet meinem Mann natürlich brav zur Einnahme. Bis er aus dem Krankenhaus entlassen wurde und ich die Namen der Medikamente erfuhr.

Die Magenschutztablette, wie sie heute von allen bezeichnet wird (eine solche Bezeichnung zu etablieren, hätte eigentlich den Marketingpreis verdient), war nichts anderes als hoch dosiertes Pantoprazol! Das wir natürlich zu Hause sofort abgesetzt haben!

Der Einsatz von Pantoprazol und ähnlichen Präparaten ist heute zur weit verbreiteten Selbstverständlichkeit in der schulmedizinischen Praxis geworden und wird sogar von einigen Krankenkassen als Standard gefordert – als sinnvolle Ergänzung beim Einsatz vieler Präparate, die den Magen angreifen z.B. ASS bei Herzpatienten.

Es steht mir nicht zu, hier wirklich Empfehlungen abzugeben. Aber ein Hinweis sei mir erlaubt: vielleicht sollten Sie, falls Sie betroffen sind, ihren Arzt einmal darauf ansprechen, ob die Einnahme von Omeprazol/Pantoprazol im Hinblick auf die negativen Nebeneffekte wirklich zwingend notwendig ist!

Verschreibungspflichtige Arzneimittel – nur der Not gehorchen.

Medizin und Pharmazie haben im letzten Jahrhundert unverstellbar phantastische Errungenschaften erfahren. Errungenschaften, die allerdings nur dann von Nutzen sind, wenn sie gezielt eingesetzt werden und im ganzheitlichen Umfeld unseres Naturschutzgebietes Mensch gesehen werden.

Noch mehr als freiverkäufliche Arzneimittel sollten verschreibungspflichtige Arzneimittel mit ihrer meist großen Menge an Nebenwirkungen und als massiver Eingriff in unsere Systeme nur dann eingesetzt werden, wenn andere Maßnahmen aussichtslos erscheinen oder nicht greifen. Und nur solange, bis sie durch andere Maßnahmen reduziert oder ersetzt werden können.

Beispiel Antibiotika

Antibiotika sind die geniale Weiterentwicklung des Penicillins, das 1928 von Alexander Flemming entdeckt wurde. Mit den modernen so genannten Breitband-Antibiotika sind die meisten bakteriell ausgelösten Infektionen heilbar. So weit so gut.

Aber: Antibiotika werden heute oft zur Vorbeugung (z.B. nach Zahnbehandlungen), bei Virus-Infekten (die meisten Infekte der oberen Atemwege werden durch Viren ausgelöst, die nicht auf Antibiotika reagieren) zur Vorbeugung bakterieller Infektionen eingesetzt. Oft werden Antibiotika auch bei weniger schweren Infekten eingesetzt, um den Betroffenen Krankheitstage zu ersparen. Erwachsene können schneller wieder zur Arbeit, Kinder in Kindergarten oder Schule. Diese oft überschnelle oder wenig gezielte Gabe von Antibiotika aber bringt eine Vielzahl von Problemen mit sich:

✓ Bildung resistenter Erreger
   Werden bestimmte Bakterien zu häufig oder nicht lang genug mit Antibiotika behandelt, können sich Resistenzen bilden. Viele der heute vorkommenden Bakterien (z.B. die so genannten Krankenhauskeime, über die immer wieder berichtet wird) reagieren deshalb zunehmend schlechter oder gar nicht mehr auf die heute verfügbaren Antibiotika. Die Todesrate durch solche Bakterien steigt bedenklich.

✓ Behinderung körpereigener Abwehrsysteme
   Unser Immunsystem ist ein Erinnerungssystem. Werden wir von einem Bakterium angegriffen, bildet es ein eigenes Abwehrsystem gegen diesen Erreger aus und kann sich so im Wiederholungsfall besser gegen ihn wehren. Die Ausprägung dieses Schutzmechanismus kann nicht stattfinden, wenn die Erreger durch Antibiotika abgetötet werden. So

kann es vorkommen, dass man sich schnell ein zweites oder drittes Mal mit demselben Bakterium ansteckt! Das gilt zum Beispiel für Kinder in Kindergarten oder Schule.

✓ **Schwächung des Immunsystems**
Heute werden meist Breitband-Antibiotika verschrieben, die eine Vielzahl von Bakterientypen abtöten können. Dabei machen sie leider auch vor solchen Bakterien nicht halt, die in unserem Darm für eine gesunde Darmflora sorgen. Von einer gesunden Darmbesiedlung und einem intakten System hängt es auch ab, wie gut Immunstoffe im Darm gebildet werden können. Denn ein Großteil unserer Immunzellen entsteht im Darm.

Bitte beachten Sie: Wenn Sie auf die Einnahme von Antibiotika einmal nicht verzichten können, sorgen Sie während und nach der Einnahme auf jeden Fall dafür, dass Ihre Darmflora wieder aufgebaut wird.

Orale Kontrazeptiva (Pille)

Die Pille, die 1961 erstmals in Deutschland auf den Markt kam, hat vielen Menschen unvorstellbare Vorteile und Freiheiten gebracht.

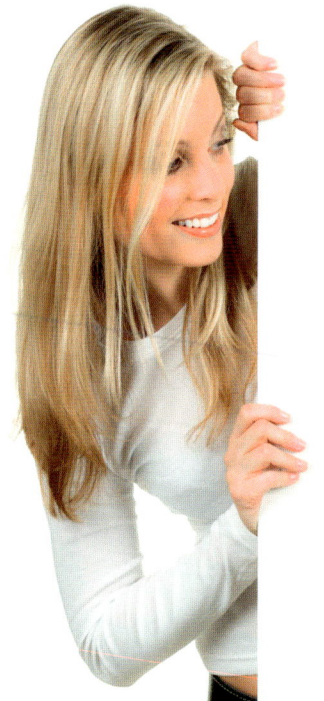

Sie war sicher einer der Wegbereiter für mehr Emanzipation der Frau. Und sie ist somit eine der ganz wichtigen Erfindungen der Pharmaforschung. Aber auch sie ist leider vom Luxus zum Normalfall geworden und verursacht heute unglaubliche gesundheitliche Probleme.

Es gehört heute beinah zum „guten Ton", dass Mädels mit 14, 15 oder 16 Jahren sozusagen prophylaktisch (vorbeugend) die Pille nehmen – man weiß ja nie. Sie gehört zu den wichtigen Freiheiten, die wir genießen dürfen. Vielleicht aber würde Aufklärung über die wirklichen gesundheitlichen Risiken den einen oder die andere kritischer sein lassen. Zumindest aber wachsamer, was eigene gesundheitliche Probleme anbelangt. Hin und wieder ein Blick in die Liste der möglichen Nebenwirkungen kann Wunder wirken!

Wie auch immer, ca. 7 Millionen Frauen nehmen in Deutschland täglich die Pille, oft ohne sich klarzumachen, dass es sich bei der Pille um ein Arzneimittel mit ernstzunehmenden Nebenwirkungen handelt. Neben der Tatsache, dass die Pille bei jungen Frauen die normale Entwicklung des Zusammenspiels der Geschlechtshormone beeinträchtigt, sind die ganzheitlichen gesundheitlichen Schäden, die die Pille „möglich macht" wirklich erheblich. Und lassen auch auf Verbindungen schließen zur hohen Rate typischer Krankheiten bei jungen Frauen (Magen-Darm-Probleme, Allergien, Autoimmunerkrankungen, schwaches Immunsystem und vieles mehr).
Also – vielleicht würde es auch ein anderes Verhütungsmittel tun! Wenn es aber die Pille wirklich sein muss, dann achten Sie auf Anzeichen beginnender Nebenwirkungen. Solche Hinweise kann ihr Arzt erst erkennen, wenn die Problematik schon weiter fortgeschritten ist als nötig!

Hier die Nebenwirkungen einer der meist verkauften Präparate Deutschlands (auch hier möchte ich nicht auf die Häufigkeit der Nebenwirkungen eingehen – sicher ist, die Gefahr besteht!):
- ✓ *Kopfschmerzen, Schmerzen im Unterbauch, Brustschmerzen*
- ✓ *Pilzerkrankungen der Scheide oder andere Pilzinfektionen*
- ✓ *Erhöhter Appetit*
- ✓ *Depressive Verstimmung*
- ✓ *Migräne, Benommenheit, Nervosität*
- ✓ *Augenbeschwerden*
- ✓ *Venenbeschwerden, Bluthochdruck*
- ✓ *Magen-Darm-Störungen/Beschwerden, Übelkeit, Erbrechen*
- ✓ *Akne/akneähnliche entzündliche Hautreaktion, Hautausschlag (Exanthem), entzündliche, juckende, nicht ansteckende Hauterkrankung (Ekzeme), Hautveränderungen, braungelbliche Pigmentflecke im Gesicht (Chloasma), Haarausfall*
- ✓ *Beinkrämpfe*
- ✓ *Harnwegsinfektionen*

- ✓ Zwischenblutungen, Ausbleiben der Abbruchblutung (silent menstruation), Menstruationsschmerzen,
- ✓ Brustvergrößerung, Eierstockzysten, Schmerzen beim Geschlechtsverkehr, Entzündung der Scheide und ggf. der äußeren Geschlechtsteile, Veränderungen der Absonderungen aus der Scheide
- ✓ Hitzwellen, Müdigkeit/Schwäche, Rückenschmerzen, Flüssigkeitsansammlung im Gewebe (Ödeme)
- ✓ Erniedrigter Blutdruck, Gewichtsänderungen
- ✓ Seltene und sehr seltene Nebenwirkungen
- ✓ Allergische Reaktionen
- ✓ Appetitlosigkeit, verminderte Libido, aggressive Reaktion, Gleichgültigkeit
- ✓ Abnormales Sehvermögen, Bindehautentzündung
- ✓ Schwerhörigkeit
- ✓ Venenentzündung, Thrombose/ Verschluss von Lungengefäßen durch ein Blutgerinnsel (Lungenembolie), schneller Herzschlag, Herzbeschwerden, Bluterguss, Hirndurchblutungsstörungen
- ✓ Nasennebenhöhlenentzündung, Asthma, Infektion der oberen Atmungsorgane
- ✓ Durchfall
- ✓ Hautrötung mit Bildung von Blasen und Knötchen (Erythema multiforme), Juckreiz
- ✓ Vermehrung der Körperbehaarung ohne Beteiligung der Sexualbehaarung (Hypertrichose), Vermännlichung (Virilismus)
- ✓ Schwache Monatsblutung, Brutdrüsenentzündung, fibrozystische Brustveränderungen, gutartige Brustsekretion
- ✓ Gebärmuttergeschwulst (Leiomyom), Entzündung der Gebärmutterschleimhaut, Eileiterentzündung
- ✓ Grippeartige Symptome
- ✓ Blutarmut
- ✓ Sehnervenentzündung (kann zu teilweisem oder vollständigem Verlust des Sehvermögens führen)
- ✓ Verschlechterung von Krampfadern
- ✓ Bauchspeicheldrüsenentzündung
- ✓ Gallenblasenerkrankung, einschließlich Gallensteine,
- ✓ Eine bestimmte Bluterkrankung, die zu Nierenschäden führt (hämolytisch-urämisches Syndrom)
- ✓ Bläschenausschlag (Herpes gestationis - Autoimmunerkrankung)

80

- ✓ *Schwerhörigkeit (Otosklerose)*
- ✓ *Verschlechterung einer bestimmten Erkrankung des Abwehrsystems (Schmetterlingsflechte, systemischen Lupus erythematodes),*
- ✓ *Verschlechterung einer Stoffwechselerkrankung mit Störung der Bildung des Blutfarbstoffes (Porphyrie),*
- ✓ *Verschlechterung eines Veitstanzes (Chorea minor Sydenham),*
- ✓ *Verschlechterung einer Depression,*
- ✓ *Verschlechterung chronisch-entzündlicher Darmerkrankungen (Morbus Crohn und Colitis ulcerosa).*

Stimmt, das findet sich alles im Beipackzettel *einer* Packung! Hätten Sie wahrscheinlich nicht gedacht – oder?

Und dann wären da noch die „sonstigen Bestandteile":

Lactose-Monohydrat, Kartoffelstärke, Gelatine, Magnesiumstearat, Talkum, Sucrose, Glucose-Sirup, Calciumcarbonat, Povidon, Macrogol, Carnaubawachs, Titandioxid.

Da wurde wirklich nicht mit Gutem gespart! Was das alles ist, haben wir ja schon bei den Lebensmitteln besprochen!

Bitte beachten Sie auch, dass mit der Einnahme der Pille auch der Bedarf an Vitaminen und Mineralstoffen steigt! Das gilt vor allem für alle B-Vitamine incl. Folsäure, für die Vitamin C und E, sowie für Calcium, Magnesium, Eisen und Zink!

Wechseljahreshormone (Hormonersatztherapie)

Im Zuge der Einführung der Pille wurde auch schnell die so genannte Hormonersatztherapie zum Standard. Und das galt nicht nur für schwere Formen von Wechseljahresbeschwerden. Vielmehr gab es eine Zeit, da genügte die Aussage einer Vierzigjährigen gegenüber ihrem Gynäkologen „Sie haben's aber warm hier" für die Verordnung solcher Hormon-Präparate. Tat sich nicht mit dem kontinuierlichen Altern unserer Gesellschaft eine wunderbare Marktlücke auf?

Nicht nur die verkaufbare Menge solcher Hormonpräparate war vielversprechend! Auch der regelmäßige Besuch beim Gynäkologen war so sichergestellt. Denn mit der Einnahme von Hormonpräparaten wurde auch die gesunde Patientin zur Risikopatientin, was die von Kassen bezahlte Häufigkeit von Vorsorgeuntersuchungen erhöhte. Einfach genial!

Schon vor Jahrzehnten gab es aber viele Fachleute, die vor einer Gefährdung durch diese Hormonpräparate warnten. Ein Teil dieser Hormone wird übrigens aus dem Urin schwangerer Stuten gewonnen, die unter schrecklichsten Bedingungen ihr Leben fristen – für mich übelste Auswüchse von Unmenschlichkeit!

Aber weiter mit den Hormonpräparaten. In den 1990er Jahren gab es dann tatsächlich große Studien mit diesen Präparaten, die abgebrochen wurden. Man konnte es aus ethischen Gründen nicht vertreten, die Teilnehmerinnen weiter zu gefährden. Damals fand dann ein Umbruch statt. Und die Verordnung der Präparate wurde stark eingeschränkt.

Die Nebenwirkungen eines der größten Präparate zur Hormonersatztherapie für Sie zum Staunen (auch hier wurde wieder die Häufigkeit nicht bewertet):

✓ *Hefepilzinfektion in der Scheide*
✓ *Gutartige, bösartige und unspezifische Neubildungen (einschließlich Zysten und Polypen): Brustkrebs, östrogenabhängige gutartige Geschwulste sowie bösartige Tumoren, insbesondere Krebs der Gebärmutterschleimhaut (Endometriumkarzinom), Eierstockkrebs, Vergrößerung von gutartigen Muskelgeschwulsten der Gebärmutter (Uterusmyom)*
✓ *Überempfindlichkeitsreaktionen, Schmetterlingsflechte (Systemischer Lupus erythematodes)*
✓ *Stoffwechsel- und Ernährungsstörungen*
✓ *Veränderungen im Zuckerstoffwechsel (Kohlenhydratstoffwechsel)*
✓ *Depression*
✓ *Veränderungen der sexuellen Lust (Libido)*
✓ *Verschlimmerung einer Epilepsie*
✓ *unwillkürliche Muskelbewegungen (Chorea)*
✓ *Migräne, Schwindel, Kopfschmerz*
✓ *Kontaktlinsenunverträglichkeit*
✓ *Steilstellung der Hornhautkrümmung,*
✓ *Herzinfarkt*
✓ *Venöse thromboembolische Ereignisse, d. h. Verschlüsse der tiefen Bein- bzw. Beckenvenen durch Blutgerinnsel (Thrombosen) sowie Lungenembolien.*
✓ *Arterielle Thromboembolien (Blutgerinnselbildungen), wie z.B. Schlaganfall, Minderdurchblutung des Darms*
✓ *Übelkeit, Erbrechen, Bauchkrämpfe, Blähungen, Sodbrennen*

- ✓ Veränderungen der Leberfunktion, manchmal verbunden mit Gelbsucht, Bauchschmerzen
- ✓ Kraftlosigkeit oder Unwohlsein, Erkrankungen der Gallenblase
- ✓ Schmerzhafte Schwellung von Haut und Schleimhaut (Angioödem)
- ✓ verschiedene Hautkrankheiten mit Blasen- und Knötchenbildung in der Haut (Erythema multiforme, Erythema nodosum)
- ✓ Hautrötung aufgrund kleinster Einblutungen in die Haut (vaskuläre Purpura)
- ✓ bräunliche oder schwärzliche Hautpigmentierungen (Chloasma oder Melasma), die nach Ende der Arzneimitteleinnahme fortbestehen können.
- ✓ Allergische Hautreaktionen, wie z.B. Hautausschlag, Juckreiz, Nesselsucht Erkrankungen der Nieren und Harnwege: Beschwerden, ähnlich wie bei einer Harnblasenentzündung, ungewollter Harnabgang
- ✓ Übermäßige Verdickung der Gebärmutterschleimhaut, Durchbruchblutungen, schmerzhafte Regelblutung, Entzugsblutungen, Beschwerden, ähnlich wie sie ein paar Tage vor einer normalen Monatsblutung auftreten können (prämenstruelles Syndrom), Veränderungen am Gebärmutterhals (scheinbare oberflächliche Gewebedefekte durch Schleimhautausstülpung) und des Ausflusses am Gebärmutterhals, Ausfluss aus der Scheide
- ✓ Empfindlichkeit der Brüste, Vergrößerung der Brüste, schmerzhafte Veränderung des Bindegewebes der Brüste
- ✓ Wassereinlagerung im Gewebe (Ödem)
- ✓ Gewichtszunahme oder Gewichtsabnahme

Die „sonstigen Bestandteile" scheinen in diesem Umfeld eher das kleinste Problem:
Carmellose, Carnaubawachs, Gummi arabicum, Lactose, Macrogol, Magnesiumoxid, Magnesiumstearat, Maisstärke, Povidon, Schellack, Talkum, gebleichtes Wachs.
All das klingt nicht gerade nach Bagatelle! Überlegen Sie also, ob Sie solche Arzneimittel wirklich einnehmen oder besser auf passende Nährstoffe zurückgreifen möchten.

Alendronsäure (z.B. in Fosamax) – Osteoporosebehandlung
Ich möchte mich in Sachen „verschreibungspflichtige Arzneimittel" auf ein weiteres Beispiel beschränken, das ich allerdings für besonders wichtig halte.

Denn auch der Wirkstoff Alendronsäure ist ein Glück für all *die* Patienten, die unter schwersten Formen von Osteoporose leiden. Deren Knochen schon bei der kleinsten Ursache brechen, deren Wirbelsäule regelrecht in sich zusammenzusinken droht. Sie sind gesegnet mit diesem Medikament!

Aber: Die Diagnose „beginnende Osteoporose", „Neigung zu Osteoporose" oder auch „Osteoporose" wird heutzutage oft vorschnell gestellt und als Tatsache einfach hingenommen.

Und dann wird die hoch wirksame, aber ebenso gefährliche Alendronsäure schon mal Frauen zur Vorbeugung verschrieben. „Weil ihre Mutter doch auch Osteoporose hatte!" - das ist beileibe kein Grund, dieses Präparat an sich heran zu lassen! Lassen Sie die Nebenwirkungen mal in aller Ruhe „auf sich wirken" – aber bitte nur in Schriftform:

✓ *Kopfschmerzen*
✓ *Augenentzündungen (Uveitis, Skleritis)*
✓ *Bauchschmerzen, Verdauungsstörung (Dyspepsie), Verstopfung, Durchfall, Blähungen, Speiseröhrengeschwüre, Schluckstörungen (Dysphagie), aufgetriebener Bauch, saures Aufstoßen*
✓ *Übelkeit, Erbrechen, Entzündung der Magenschleimhaut (Gastritis), Entzündung der Speiseröhrenschleimhaut, Ösophaguserosionen, Blut im Stuhl (Meläna).*
✓ *Hochgradige Speiseröhrenverengung (Ösophagusstriktur), Geschwürbildung in Mund- und Rachenraum (oropharyngeale Ulzeration), Perforationen, Ulzera und Blutungen (PUBs) im oberen Magen-Darm-Trakt*
✓ *Einzelfälle schwerer Hautreaktionen einschließlich Stevens-Johnson-Syndrom und toxischer epidermaler Nekrolyse*
✓ *Schmerzen am Bewegungsapparat (Knochen, Muskeln oder Gelenke)*
✓ *Osteonekrose (Absterben von Knochengewebe) im Kieferbereich*
✓ *Hautausschlag, Juckreiz, entzündliche Rötung der Haut*
✓ *Überempfindlichkeitsreaktionen einschließlich Nesselfieber und Gewebeschwellung (Angioödem)*
✓ *Symptomatischer Kalziummangel, im Allgemeinen bei Patienten mit vorliegenden Erkrankungen*

Ein umfassender „Anschlag" auf unser Naturschutzgebiet Mensch. Die Einnahme sollte deshalb wirklich nur im äußersten Notfall erwogen werden!

Selbstverständlich liegt es mir fern, mich in Entscheidungen von Ärzten einzumischen. Es wäre dumm und ist auch nicht erlaubt. Oft sind Mediziner aber sogar dankbar dafür, wenn Patienten nach anderen Wegen suchen, um die Einnahme des einen oder anderen Medikaments durch geeignete Maßnahmen selbst unnötig zu machen!

„Fachchinesisch" sollte nicht Ihre Lieblingssprache werden!

Auf den letzten Seiten habe ich Ihnen viele Beipackzettel und Zutatenlisten vorgelegt – sie zum Teil ausgeführt und erklärt. Es liegt mir aber fern, Sie zum Spezialisten für „Fachchinesisch" auszubilden. Vielmehr möchte ich mit den gewählten Beispielen ihren Sinn für's genauere Hinsehen schärfen, damit Sie eigene Entscheidungen treffen können. Denn Lebensmittel und Nahrungsergänzungsmittel sollten möglichst wenig oder keine Zusatzstoffe enthalten. Arzneimittel sollte man mit dem Bewusstsein für ihre Nebenwirkungen einnehmen und möglichst nur dann, wenn es wirklich nötig ist. Dann benötigt man keine Ausbildung in „Fachchinesisch", nur ein bisschen Gefühl und Menschenverstand!

Kapitel 4
Unser „ökologisches System" ist gestört

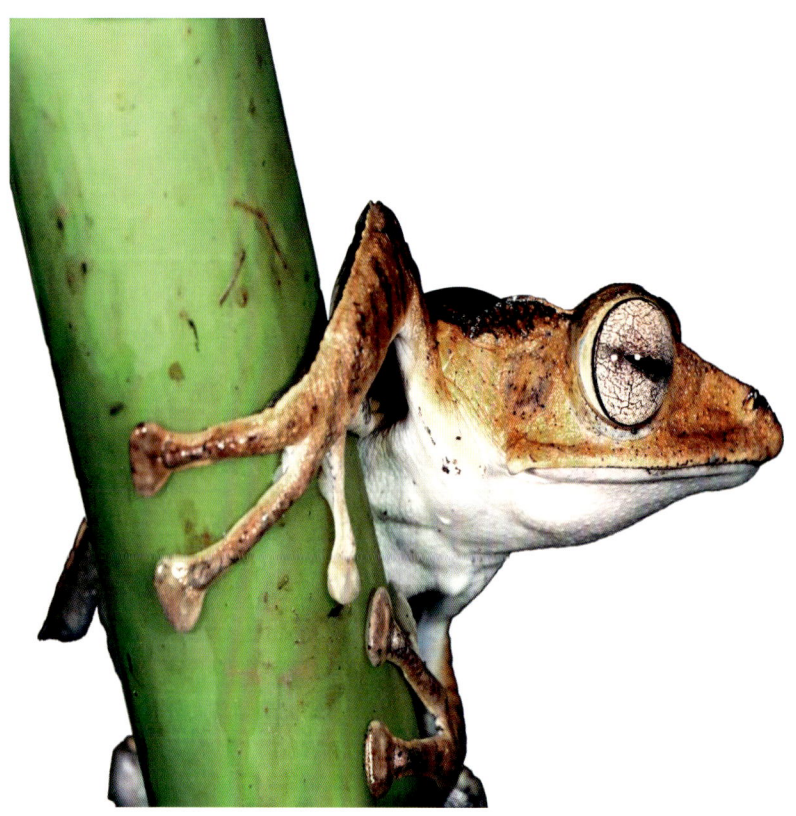

Kapitel 4
Unser „ökologisches System" ist gestört

Es war mein Ziel, Ihnen in den ersten beiden Kapiteln näherzubringen, wie unsere Lebensumstände und Selbstverständlichkeiten heute tief in unser Naturschutzgebiet Mensch eingreifen. Ich habe dabei auf Themen wie „Umweltverschmutzung etc." verzichtet, weil wir diese Faktoren nur bedingt beeinflussen können. Aber sie greifen natürlich tief in das System unseres gesamten Planeten und in das eines jeden „Erdenbewohners" ein. So sind nicht nur die Fledermäuse (z.B. die allseits bekannte Mops-Fledermaus), deren Arterhaltung schon den Bau so mancher Autobahn, Bahnstrecke oder Startbahn für Flugzeuge verhindert hat) stark gefährdet. Auch *unsere* Gesundheit und die Funktionsfähigkeit unserer Systeme werden täglich vielfach auf die Probe gestellt.

Solche Belastungen führen nicht zum sofortigen Zusammenbruch eines Systems – das ist uns allen klar. Vielmehr kommt hier wieder der Vergleich mit unserem Naturschutzgebiet aus Kapitel 1 zum Tragen: Natürliche Systeme sind so genial, dass sie Eingriffe über Jahre immer wieder ausgleichen können. Doch das kostet Kraft und Energie. Energie, die irgendwann aufgebraucht ist. Die Folgen von Belastungen kommen deshalb meist erst nach Jahren und Jahrzehnten zum Vorschein. Und sind dann oft den Auslösern nicht mehr zuzuordnen.

Die wichtigsten Ungleichgewichte, die unser System heute zum Wanken bringen können, habe ich in folgenden Bereichen zusammengefasst:
- ✓ Übersäuerung
- ✓ Schadstoffe, die unsere Systeme blockieren und schädigen
- ✓ Oxidativer Stress
- ✓ Nitrosativer Stress
- ✓ Darm in Not

Übersäuerung

Übersäuerung ist einer der Begriffe, mit denen in den letzten Jahren Nahrungsergänzungsmittel und frei verkäufliche Arzneimittel in Millionhöhe verkauft wurden – mit grundsätzlich richtigen Ansätzen und meist grundsätzlich unpassenden Mitteln. In der Schulmedizin wird Übersäuerung erst dann als vorhanden akzeptiert, wenn das Naturschutzgebiet nachweislich den Kampf um die eigenen Systeme verloren hat. Man nennt das dann Acidose – und es handelt sich um eine Krankheit.

Was die Schulmedizin gerne übersieht: Wie die meisten Erkrankungen entsteht auch Acidose nicht aus heiterem Himmel. Jede Erkrankung hat eine Vorgeschichte. Und sei es nur die kleinste Erkältung, die uns deshalb „erwischt", weil unser Immunsystem mal gerade nicht fit genug war – warum auch immer.

Und ebenso verhält es sich mit der Übersäuerung. Sie ist keine Krankheit, aber durchaus dazu geeignet, auf Dauer mehr oder weniger schwere Erkrankungen auszulösen. Und es kann nicht in Ihrem Sinne sein, den Kopf in den Sand zu stecken und zu warten, bis es zu spät ist. Eine Übersäuerung kann man nämlich wunderbar selbst in den Griff bekommen! Aber beginnen wir der Einfach halber Mal von vorne!

Die Geschichte von Säuren und Basen: Nicht aufgeben, wir sind nicht im Chemie-Unterricht!

Auch wenn es schwer fällt: ein paar grundsätzliche Informationen müssen wir uns ansehen, dann ist alles andere nämlich leichter zu verstehen! Und ich will versuchen, Ihnen diese Informationen so einfach wie möglich zu vermitteln.

In der Chemie gibt es eine genaue Mess-Skala, was sauer, neutral oder basisch ist. Den Messwert nennt man: pH-Wert (Lat: potentia hydrogenii).
Die Skala für den pH-Wert reicht von 0-14, wobei 0 der sauerste und 14 der basischste Wert ist. Bei 7 liegt der neutrale Punkt (reines Wasser), der weder sauer noch basisch ist. Alle Bereiche dieser Skala nennt man Säuregrade, auch wenn sie im basischen Bereich liegen.

Wichtig: Jeder Punktwert unter der 7 bedeutet eine Verzehnfachung des Säureanteils. Also eine Zitrone mit einem pH-Wert von 2,5 ist 10-mal so sauer wie eine Kiwi mit 3,5!

Säuren und Basen können sich gegenseitig neutralisieren. Das ist wie bei heißem und kaltem Wasser. Wenn Sie beides mischen, erreichen Sie irgendwann den Mittelwert – und verbrennen sich beim Händewaschen nicht mehr die Finger! Nehmen wir also 2 Flüssigkeiten, die eine hat einen pH-Wert von 2 (ist also sauer) und die andere einen pH-Wert von 9 (ist also basisch), dann können wir durch entsprechende Mischung eine neutrale Lösung herstellen.

Saurer Regen zerstört nicht nur unsere Wälder!

Sie haben sicher schon einmal etwas vom „Sauren Regen" und dem damit verbundenen Waldsterben gehört. Auch hier ist es natürlich nicht so, dass der Regen die Bäume beim Aufprall zerstört. Vielmehr gelangt der saure Regen in den Waldboden und die Bäume nehmen mit dem Wasser zu viele Säuren aus dem Boden auf. Sie übersäuern und irgendwann – sterben sie ab. Das beunruhigt uns Menschen zu Recht. Und wir reagieren: wir führen dem Waldboden Basen zu. Und regulieren dadurch den Nährstoff-Gehalt des Bodens.

Also - die meisten Organismen sind basisch. Und nur wenn der richtige pH-Wert vorherrscht, können die natürlichen Systeme barrierefrei ineinander greifen. Im menschlichen Körper gibt es 3 Bereiche, die einen sauren pH-Wert aufweisen müssen oder dürfen:

✓ **Der Säureschutzmantel der Haut** hat einen pH-Wert von ca. 5,5. Prallen Bakterien, Viren oder andere „böse Buben" auf die Haut, „verbrennen" sie dort (sie sind nämlich auch basisch und können in der Säure nicht überleben). So bildet dieser Säureschutzmantel einen genialen Schutzschild gegen Eindringlinge, die uns über die Haut „erobern" wollen. Ist dieser Säureschutzmantel gestört, ist der Schild durchlöchert, die Haut angreifbar.

✓ **Der Magensaft** – weiterer effektiver Schutzschild gegen Eindringlinge. Mit einem pH-Wert von 1,5 schlägt unser Magensaft alle anderen pH-Werte im Körper bei Weitem. Diese Säure ist notwendig um Eindringlinge, die unseren Körper besonders gern und häufig auf diesem Weg angreifen, abzutöten. Gleichzeitig werden im Magensaft Nährstoffe aufgelöst und zerkleinert, so dass unsere Verdauungssäfte im Darm leichteres Spiel haben.

✓ **Der Urin**, der Säuren aus unserem Körper abtransportiert und dadurch hin und wieder im sauren Bereich liegen kann.

Alle anderen Bereiche unseres Naturschutzgebietes Mensch bewegen sich im mehr oder weniger basischen Bereich. Um Ihnen einen gewissen Eindruck zu vermitteln, hier ein paar wichtige Werte (die Werte variieren in verschiedenen Veröffentlichungen ein wenig – also betrachten sie diese Angaben bitte als ungefähre Werte):

Bereich	pH-Wert
Bauchspeicheldrüse	8,0
Darm	8,0
Blut	7,35 – 7,45
Speichel	7.0 – 7,1
Bindegewebe	7,08 – 7,29
Muskeln/aktive Organzellen	6,9
Urin	4,8 – 8,0
Magensaft	1,2 – 3,0

Unser Säure-Basen-Haushalt – perfekt in Nutzung und Einsatz von Ressourcen

So oder ähnlich würde wohl die Bewertung unseres Säure-Basen-Haushalts ausfallen, wenn sie von Wirtschaftsexperten vorgenommen würde. Denn dieses System ist nicht nur perfekt aufeinander abgestimmt. Es nutzt in genialer Weise alle Möglichkeiten, die über Nährstoffe und deren chemische Umsetzung gegeben sind.

Verdauung und Stoffwechsel (Metabolismus)
Der Mund ist unser erstes Verdauungsorgan!

Sehen wir uns zuerst einmal an, was mit unserem Essen passiert, nachdem wir es genossen haben! Schon im Mund beginnt die erste Aufbereitung der Nährstoffe. Deshalb ist möglichst langes Kauen einem gierigen

Herunterschlingen der Nahrung durchaus vorzuziehen. Unsere Zähne sind nämlich tatsächlich dazu vorgesehen.

Aber im Ernst, eine längere Verweildauer im Mund und ausgiebiges Kauen macht Speisen leichter verdaulich und ermöglicht es unserem Körper, die Nährstoffe besser zu verwerten (und damit meine ich nicht, dass man davon dick wird!). Das intensive Kauen zerkleinert nämlich nicht nur die Speisen und bereitet sie so schon mal für die Weiterverarbeitung vor, die Kaubewegung aktiviert auch die Produktion von Speichel, der wiederum den Speisebrei gleitfähig macht und schon mit dem ersten Verdauungsenzym (Alpha-Amylase – diese wird sowohl in der Ohrspeicheldrüse, als auch in der Bauchspeicheldrüse gebildet) vermischt. Dieses Enzym spaltet Kohlenhydrate in kleinere Bestandteile. Die ersten Schritte für eine problemlose Verwertung wären damit erledigt!

Und dann ist das Ganze auch noch gut für unsere Zähne. Denn durch seinen neutralen bis leicht basischen pH-Wert schützt der Speichel unsere Zähne vor Karies. Warum? Weil Säuren in Lebensmitteln Karies auslösen können. Und ich spreche nicht wie die Zahnarztgattin in der Fernsehwerbung von Säuren, die „unsere Kinder durch viel Obst aufnehmen"! Vielmehr von Zusatzstoffen wie Citronensäure – aber natürlich auch Zucker - , die wir in riesigen Mengen in Süßigkeiten, Getränken, Fertiglebensmitteln und Nahrungsergänzungsmitteln zu uns nehmen. Also – beginnen wir mal wieder zu kauen, statt Limo zu trinken!

Ab damit in den Magen

Ist nun der Speisebrei entsprechend vorbereitet, gelangt er über die Speiseröhre in den Magen. Und da ist erst einmal Endstation – der Magenpförtner (unterer Schließmuskel des Magens) schließt sich, der Speisebrei wird hier gesammelt und bearbeitet. Mit Salzsäure, viel Bewegung und dem Enzym Pepsin (das Eiweiß-Teilchen zerkleinert) werden die einzelnen Nährstoffe (Fette, Eiweiß und Kohlenhydrate) in möglichst kleine Teilchen zerlegt, damit die Verdauungsenzyme im Darm (z.B. die Gallenflüssigkeit) dann leichteres Spiel haben. Und so hängt die Magenverweildauer der Speisen stark von ihrer Menge und Zusammensetzung ab. Je mehr Mageninhalt und je fetter die Speisen, desto länger bleiben sie im Magen. Sind sie „fertig verarbeitet", öffnet sich der

Magenpförtner jeweils für kurze Zeit und lässt den Mageninhalt portionsweise in den Zwölffingerdarm wandern. Ja und in der Zeit der Magenverweildauer hat unsere Magensäure natürlich auch noch all *die* Keime und Erreger abgetötet, die in böser Absicht den Weg in unser Naturschutzgebiet Mensch gesucht haben. Einfach nur genial!

Die ungefähre Magenverweildauer von Speisen:
½ – 1 Stunde: „Astronautennahrung", Traubenzucker, Honig, Buttermilch.
1-2 Stunden: Brühe, Reis, gekochter fettarmer Fisch, Joghurt, fettarmer Käse, Weißbrot, weiße Brötchen.
2-4 Stunden: Milch, Kartoffeln, leicht verdauliches Gemüse, Eier, gekochter Seefisch, Vollkornbrot, frisches Obst (fast alle Sorten), helles/fettarmes Fleisch.
4-6 Stunden: Hülsenfrüchte, gebratenes Fleisch, Hering, Thunfisch in Öl, Gurkensalat, gebackene Speisen.
7-8 Stunden: Fetter Braten, Pilze (weil ihre Eiweiß-Verbindungen schwer zu knacken sind), Ölsardinen, Kohlgemüse.
Je höher die Magenverweildauer eines Nährstoffes ist, desto länger ist man nach dem Essen satt bzw. ,liegt einem das Essen auf dem Magen'. „Gut gekaut ist halb verdaut", es ist sogar in einem Sprichwort festgehalten: Durch ordentliches Kauen können wir die Belastung unserer Verdauungssysteme selbst reduzieren. Auch ohne Arzneimittel oder Verdauungshilfen!

Nächste Station: Zwölffingerdarm

Im Zwölffingerdarm angelangt muss die saure Masse nun erst mal von Säure befreit werden. Denn wir sind ja ein basischer Organismus und der pH-Wert im Darm liegt bei 8! Dieses Entsäuern übernimmt ein Stoff, den wir in unserem Kapitel Übersäuerung noch häufiger antreffen werden: das so genannte **Natriumbicarbonat**. Es wird in der Bauchspeicheldrüse hergestellt (übrigens bilden es auch Zellen in der Magenwand, um sich vor Säure zu schützen) und im Zwölffingerdarm zum Speisebrei duzugegehen, so dass dieser basischer wird. **Je saurer der Speisebrei ist, der in den Zwölffingerdarm gelangt, desto mehr Natriumbicarbonat wird beigemischt** (und das sollten Sie sich gut merken, denn es wird später ein wichtiges Rätsel lösen!).

Außerdem kommen nun noch verschiedene Verdauungsenzyme und Gallenflüssigkeit in den Brei, um Kohlenhydrate, Aminosäuren (aus Eiweiß) und Fettsäuren für die Aufnahme ins Blut endgültig vorzubereiten. (Übrigens: Die Galle ist nur ein Speicherorgan, das die Gallenflüssigkeit, die in der Leber produziert wird, speichert. Deshalb kann man die Galle auch operativ entfernen, ohne großen Schaden anzurichten).

Wenn nun Ihr Mittagessen richtig aufbereitet ist, kann es durch die durchlässige Wand des Dünndarms ins Blut aufgenommen werden! Endlich geschafft!

Doch der Stoffwechsel geht in den Zellen weiter!

Nein, nein, längst noch nicht geschafft. Denn unsere Systeme können mit Aminosäuren, Fetten und Kohlenhydraten nur bedingt etwas anfangen. Teile davon müssen weiter zerlegt werden und das geschieht in den Zellen. Unter Zuhilfenahme von Sauerstoff entstehen nun *die* Teilchen, die unsere Systeme bewegen.

Chemische Verbindungen, deren Bezeichnungen uns meist unbekannt sind, die unser Organismus aber unablässig produzieren muss, um reibungslos zu funktionieren. Zu diesen Verbindungen gehört zum Beispiel **ATP** (Adenosintriphosphat) als Lieferant von Energie. Vielleicht ist Ihnen diese Bezeichnung schon mal „über den Weg gelaufen" (nicht als Bezeichnung von Tennisturnieren).

Um diese chemischen Verbindungen herzustellen, werden Aminosäuren, Fettsäuren und Glucose mit Sauerstoff zur Reaktion gebracht – neue Verbindungen entstehen, die Stoffe wechseln ihre Form. Dieser Vorgang ist der „Sauerstoffwechsel".

Bei dieser „Verbrennung" mit Sauerstoff (so nennt man diese Umwandlung auch) fallen eine Reihe von Abfallstoffen an. Und zwar vor allem Wasser und Kohlen*säure* (saurer pH-Wert). Ist unser Säure-Basen-Haushalt ausgeglichen, werden diese Stoffe schnell aus den Organen ins Blut überführt und von dort über ausscheidende Organe (Lunge, Niere, Darm und Schweißdrüsen) „entsorgt" oder der Weiterverwendung zugeführt. Ein perfektes Abfall- und Recyclingsystem!

Unser Bindegewebe – Schaltzentrale für unseren Säure-Basen-Haushalt

Eine der wichtigsten „Schaltzentralen" für einen gut funktionierenden Säure-Basen-Haushalt ist unser Bindegewebe. Seine offensichtlichste Funktion ist vergleichbar mit der eines Stützstrumpfs. Sein hochelastisches Gewebe umschließt nämlich alle unsere Organe, Gefäße und Nerven und sorgt dabei für den nötigen Halt und Druckausgleich. Wir alle haben es schon gesehen: oft wird Fleisch von einer weißen, recht starken Haut umgeben – das ist Bindegewebe.

Diese Bindegewebskapseln aber haben eine weitere, höchst wichtige Aufgabe. Sie sorgen für eine perfekte Balance unseres Säure-Basen-Haushalts. Und das wollen wir uns nun etwas genauer ansehen, am besten am Beispiel unseres Herzens. Wie oben beschrieben, hat unser Herz einen pH-Wert von ca. 6,9. Also leicht sauer? Ja! Denn gerade im Herzen – noch mehr als in anderen Muskeln und aktiven Organen - werden fortdauernd Nährstoffe verbrannt. Denn unser Herz ist mit einer Schlagfrequenz von 60 – 80 pro Minute (wenn wir gesund sind und in Ruhe) ein echter „Energiefresser". Bei der Herstellung von Energie aber wird ständig Säure freigesetzt und diese Tatsache erklärt den leicht sauren pH-Wert.

Das „Finetuning" dieses pH-Werts allerdings ist hoch sensibel. Denn eine genaue Arbeit der Organe kann nur unter optimalen Bedingungen erfolgen. Die fatale Folge ist fast unvorstellbar: Fällt der pH-Wert des Herzens auf 6,2, versagt es den Dienst! Also müssen alle entstandenen Säuren schnellstmöglich das Organ verlassen und über die Blutbahn an die passenden ausleitenden Organe überstellt werden.

Und nun stellen wir uns mal folgenden – einverstanden, ist bei mir nicht gerade alltäglichen - Fall vor: Weil wir an einem Marathon-Lauf teilnehmen wollen, haben wir uns mit ausreichend Traubenzucker, Zuckermelone und isotonischen, zuckerhaltigen Getränken versorgt, die mit ihren schnellen Zuckern (die gehen sofort ins Blut) einer optimalen Energiebereitstellung dienen sollen. Das tun sie auch und werden in unseren Organ- und Muskelzellen zu Energie umgewandelt. Tolle Sache – eigentlich! Aber natürlich auch Belastung: denn bei der Verbrennung von Glucose (aus Zucker bzw. Kohlenhydraten) entstehen hohe Mengen an Kohlensäure.

Und weil wir besonders viel Energie verbraucht haben (so ein Marathon läuft sich ja mal nicht ohne) ist auch besonders viel Säure entstanden. Würde nun die gesamte Säure aus Muskeln und Organen auf einmal ins Blut fließen, würde unser Blut hoffnungslos übersäuern. Ein absolutes „no go" wie der Amerikaner sagt. Denn unser Blut durchfließt unseren gesamten Organismus, ist unser Lebenssaft – und unser Körper wird alles tun, um im Blut den lebensnotwendigen pH-Wert von 7,35-7,45 zu erhalten.

Also – in den Organen kann die Säure nicht bleiben, ins Blut darf sie aber auch nicht! Da kommt als Helfer in der Not unser Bindegewebe ins Spiel. Unsere Bindegewebskapseln dienen nämlich jetzt als Zwischenlager. Die Säure wird hier erst einmal eingelagert: hat damit das Organ verlassen, ist aber noch nicht im Blut angekommen!

Sind unsere Systeme intakt, wird das Blut nach und nach die Säure abholen und über die ausleitenden Systeme (Lungen, Nieren, Haut) entsorgen. Und irgendwann – wenn unser Säure-Basen-Haushalt im Lot ist – sind alle Säuren aus dem Bindegewebe abgeholt und unser Blut ist wieder in einem einwandfreien Zustand. Schöne Geschichte!
Denn leider wurde bei der Geschichte eine Prämisse gewählt, die bei den meisten von uns nicht gegeben ist: Der Säure-Basen-Haushalt muss im Lot sein.

„Haushaltslöcher" im Säure-Basen-Haushalt
Ist der Säure-Basen-Haushalt nicht ausgeglichen, funktioniert dieses System irgendwann nicht mehr. Es entsteht ein Ungleichgewicht in Richtung Säuren. Säuren, die in den Zwischenlagern des Bindegewebes „steckenbleiben" und den Ausgangspunkt für einen Teufelskreis bilden. Einen Teufelskreis, der uns dauerhaft in die Übersäuerung führt.

Es war natürlich kein Zufall, dass ich mich in den ersten Kapiteln so intensiv mit unseren Lebens- und Arzneimitteln beschäftigt habe. Mit Mengen fragwürdiger Lebensmittel, Nahrungsergänzungs- und Arzneimittel nehmen wir Unmengen von Zucker, Mehl und Schadstoffen zu uns, die unseren Körper mit Säure überschwemmen.

Viele von uns trinken zu wenig (ich spreche hier nicht von alkoholischen Getränken) - aber nur mit ausreichend Flüssigkeit kann unser Körper aktiv die entstandenen Säuren ausleiten. Die Hilferufe unseres Körpers bekämpfen wir mit Arzneimitteln, die das ganze Problem weiter verschlimmern.

Und da wäre dann noch die Sache mit der Bewegung. Einmal finden wir die tollsten Ausreden, dass wir für einen Spaziergang keine Zeit haben und „Sport sowieso Mord" ist. Ein anderes Mal (meist wenn wir nach den Feiertagen so richtig vollgefressen sind) erkennen wir den Sport als einzig wahres Glück und übertreiben in die andere Richtung.
Wenig Bewegung lässt die körpereigenen, fließenden Systeme erlahmen, viel Sport erzeugt einen hohen Säurespiegel. Beide Extreme sind nicht gerade „entsäuernd". Wie immer ist der Mittelweg die Lösung!
Wichtigste Auslöser für eine Übersäuerung sind also:
- ✓ Ernährung
- ✓ Arzneimittel
- ✓ Stress
- ✓ Wenig aber auch besonders viel Bewegung.

Vom Zwischenlager zum Endlager – das Filtersystem Bindegewebe versagt!

Die beschriebenen Auslöser von Übersäuerung belasten unsere Systeme aber nicht für einen kurzen Zeitraum. Sie beziehen sich vielmehr auf unsere gesamte Lebenszeit. Denn unser Körper vergisst nichts. Wird eine Übersäuerung nicht abgebaut, baut sie sich immer weiter auf. Bis, ja bis irgendwann die körpereigenen Reparatursysteme überfordert sind und das Problem zur Erkrankung wird.
Sind wir nämlich über einen längeren Zeitraum übersäuert, knappst unser Blut immer gerade so an einem akzeptablen pH-Wert herum. An die Aufnahme zusätzlicher Säuren aus dem Bindegewebe ist nicht zu denken. Also bleiben die Säuren dort liegen: unser Bindegewebe wird vom Zwischen- zum Endlager. Zu einem Endlager, das zu diesem Zweck nie vorgesehen war und diesen Zweck auch nicht erfüllen kann.

Dann beginnt das Bindegewebe zu leiden. Der saure pH-Wert macht es brüchig, es verliert an Elastizität und kann seinen vielfältigen Aufgaben nicht mehr nachkommen (sichtbar zum Beispiel durch die berühmt-berüchtigte

Cellulite). Doch irgendwann nützt auch der selbst zerstörerische Einsatz des Bindegewebes nicht mehr. Der Filter ist verstopft und Säuren drücken zurück in die Organe. Wer diese Abläufe kennt, kann verstehen, dass eine Übersäuerung überall im Körper zu Problemen führen kann, die irgendwann auch zu Krankheiten werden.

Die Folgen einer dauerhaften Übersäuerung sind sehr vielfältig. So können sie sich zeigen:
- ✓ Sodbrennen bis hin zu Magengeschwüren
- ✓ Allergien
- ✓ Arthritis, Arthrose, Gicht, Bandscheibenprobleme
- ✓ Asthma, Bronchitis, Herzbeschwerden
- ✓ Augenprobleme
- ✓ Bluthochdruck, hohe Blutfettwerte, Durchblutungsstörungen, Herzrhythmusstörungen
- ✓ Diabetische Stoffwechselstörungen
- ✓ Depressionen, Konzentrationsstörungen, Schlafstörungen
- ✓ Gallen-, Blasen- und Nierensteine
- ✓ Unterschiedlichste Hautprobleme
- ✓ Leberprobleme
- ✓ Kopfschmerzen, Migräne
- ✓ Mund- und Körpergeruch
- ✓ Zahnschäden

Sodbrennen – Übersäuerung im Naturschutzgebiet Mensch

Ich hatte Ihnen ja schon versprochen, dass wir von „Natriumbicarbonat" noch einmal im Zusammenhang mit Übersäuerung hören werden. Und nun ist es endlich soweit!

Erinnern Sie sich? Natriumbicarbonat wird von der Bauchspeicheldrüse gebildet, um dem sauren Speisebrei, der aus dem Magen kommt, zu einem basischen pH-Wert zu verhelfen. Nun müssen Sie wissen, dass Natriumbicarbonat auch im Blut als *der* wichtigste Säurepuffer (neutralisiert hier 50% aller Säuren) eingesetzt wird.

Und damit wären wir beim Sodbrennen, das durch Übersäuerung im Blut ausgelöst wird. Wenn nämlich der saure Speisebrei aus dem Magen in den Zwölffingerdarm gelangt, dann wird eine Art Lockstoff mit Namen Sekretin aktiviert, der die Bauchspeicheldrüse zur Freisetzung von Natriumbicarbonat anregt. Der Lockstoff wird aber nur freigesetzt, wenn der Brei, der aus dem Magen kommt, einen pH-Wert unter 4,5 hat (also ziemlich sauer ist).

Die fatale Folge: Damit aus der Bauchspeicheldrüse Natriumbicarbonat freigesetzt wird, muss im Magen Säure produziert werden. Benötigen also unsere Organe und Muskeln mehr Natriumbicarbonat, muss im Magen mehr Säure produziert werden – und wir bekommen Sodbrennen. Und was tun wir? Wir nehmen Pantoprazol – genial oder? Häufiges Sodbrennen (auch nüchtern – und ich meine damit nicht das Gegenteil von betrunken) ist meist ein Zeichen für Übersäuerung in Organen und Muskeln! Also gerade bei Sodbrennen, das nicht durch Essen ausgelöst wird, sondern z.B. morgens auftritt, tut Entsäuerung dringend Not!

Was Sie für den Ausgleich des Säure-Basen-Haushalts tun können.

Natürlich ist es nicht ganz einfach, eine Übersäuerung, die man sich „mit viel Mühe" über Jahre und Jahrzehnte angeeignet hat, wieder komplett auszugleichen. Mit den richtigen Maßnahmen kann man aber auf jeden Fall den aktuellen Säure-Basen-Haushalt korrigieren und stabilisieren. Oft verbessern sich dann auch die Probleme, die durch eine Übersäuerung entstanden sind. Wie lange das im Einzelnen dauert, hängt davon ab, wie lang eine Übersäuerung vorlag und wie schwerwiegend sie war.

Ernährung

Achten Sie zu allererst auf Ihre Ernährung. Dabei müssen Sie nicht wirklich verzichten. Aber machen Sie den Normalfall wieder zum Luxus und verzichten hier und da mal auf Zucker.

Und noch ein Tipp: Wenn Sie saure Lebensmittel mit basischen kombinieren, dann wird das Ganze schon nicht mehr so heiß gegessen, wie es gekocht wird. Mit „sauer" oder „basisch" ist natürlich nicht der Geschmack gemeint, vielmehr stehen diese Begriffe für „sauer verstoffwechselt" (und das gilt z.B. für Zucker) und „basisch verstoffwechselt" (das gilt z.B. für Apfelessig). Denn oft werden Lebensmittel, die süß oder neutral schmecken, sauer verstoffwechselt, während saure Lebensmittel basisch verstoffwechselt werden!

Sauer verstoffwechselt werden z.B.:	Neutral sind z.B.:	Basisch verstoffwechselt werden z.B.
✓ Fleisch und Innereien ✓ Fisch ✓ Fleischbrühe ✓ Käse, ✓ Zucker, weißes Mehl ✓ Kaffee, Alkohol und Nikotin.	✓ Butter ✓ Gute Öle ✓ Viele Nüsse und Samen	✓ Kartoffeln ✓ Die meisten Obst- und Gemüsesorten ✓ Milch und Sahne ✓ Bestimmte Gewürze wie Petersilie, Schnittlauch, Majoran

Bitte beachten Sie, dass die Bewertung auch hier in unterschiedlichen Quellen unterschiedlich ausfällt. Wenn Sie sich hierzu genauer informieren wollen – es gibt unzählige Ratgeber im Buchhandel und im Internet. Im Übrigen muss ein Lebensmittel, das sauer verstoffwechselt wird, nicht unbedingt schlecht sein. Bei der Ernährung ist eine Kombination empfehlenswert (und auch das haben unsere Vorfahren schon richtig gemacht, ohne es zu wissen): also z.B. Fleisch mit Kartoffeln und Gemüse.

Trinken

Trinken Sie ausreichend! Das bedeutet: 2 bis 2,5 Liter Wasser täglich. Statt Wasser sind auch Kräutertees und andere „leichte" Tee-Sorten möglich. Ohne ausreichende Versorgung mit Flüssigkeit kann unser Körper nicht entsäuern. Egal wie vernünftig Sie sich sonst verhalten!

Stress abbauen

Leider verkommt „Stress" immer mehr zu einem nichts sagenden Phänomen, das für alle möglichen Probleme herangezogen wird. Nachdem Stress als Begriff für Belastung nun abgedroschen ist, wurde eine Steigerungsform erfunden: das Burnout-Syndrom. Eigentlich eine Bezeichnung für einen Zustand, der durch lang anhaltenden und „ungelösten" Stress ausgelöst wird. Denn mit unserem stressigen Alltag lösen wir täglich ein selbst gemachtes Hormonchaos aus, das in unserem Naturschutzgebiet eigentlich nicht vorgesehen ist. Ich möchte hier auf dieses Phänomen etwas näher eingehen, obwohl Stress natürlich nicht nur Übersäuerung auslösen kann, sondern auch im Bereich der Freien Radikalen, des Darms und vieler anderer Systeme eine Rolle spielt.

Stress ist eigentlich ein ganz normaler Vorgang, der in jedem Ökosystem immer wieder auftaucht.

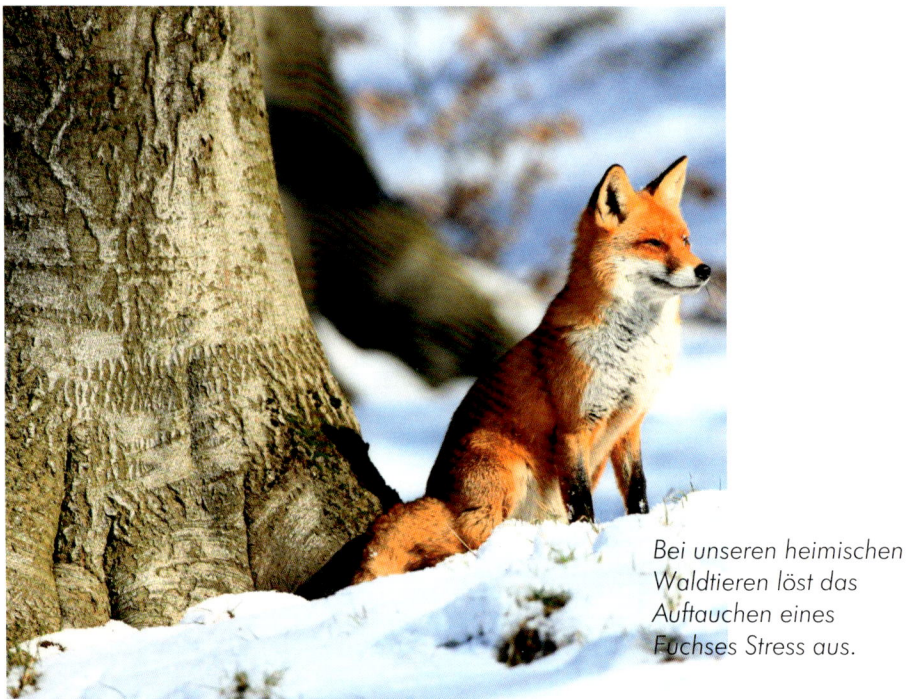

Bei unseren heimischen Waldtieren löst das Auftauchen eines Fuchses Stress aus.

In unserem ganz zu Beginn beschriebenen Wald bedeutet er zum Beispiel, dass ein Jahr besonders nass, trocken, kalt oder heiß ist. Für wildlebende Tiere kann Stress bedeuten, dass sie von einem Jäger, verfolgt werden. Sogar Atomkraftwerke werden Stress-Tests unterzogen.

Stress bedeutet also in der Natur (und übertragen auch in der Technik) eine besonders kritische Phase, die aber einen Ausnahmezustand darstellt. Und auf diesen Ausnahmezustand ist unser System bestens vorbereitet. Verschiedene Hormone vor allem Adrenalin/Noradrenalin und Cortisol aktiveren durch ihr ausgeklügeltes Zusammenspiel geniale Schutzmechanismen. Schutzmechanismen, die perfekte Dienste für einen Ausnahmezustand leisten, keineswegs aber alltagstauglich sind.

Ausgelöste Effekte im Ausnahmezustand „Stress"	Negative Effekte des Dauerzustands „Stress"
Blutgefäße werden eng gestellt, der Blutdruck steigt und damit wird die Reaktionsfähigkeit heraufgesetzt	Bluthochdruck und daraus folgende Herz-Kreislauf-Erkrankungen
Der Glucose-Spiegel im Blut wird erhöht, damit die Muskeln und Organe für ein schnelles Reagieren gut versorgt sind.	Gefahr von Diabetes und allen Folgeerkrankungen
Zur Energiebereitstellung wird auch der Anteil an Fetten im Blut erhöht.	Hohe Cholesterinspiegel mit entsprechenden Folge-Erkrankungen
Die Verdauungstätigkeit wird herabgesetzt. Denn dieser Bereich wird nun wirklich beim Flüchten nicht benötigt.	Darmträgheit und alle möglichen Magen-Darm-Erkrankungen
Vermehrte Ausscheidung von Calcium und Phosphor über die Nieren, Abbau von Calcium aus den Knochen, die Aufnahme von Calcium aus dem Darm wird reduziert.	Gefahr von Mangelversorgung mit Calcium (Übersäuerung, Osteoporose…)
Die Produktion von Geschlechts- und Schilddrüsenhormonen wird reduziert.	Schilddrüsenprobleme und Störungen im Bereich der Geschlechtshormone (Libido, Zyklus, Schwangerschaft etc.)
Schwächung des Immunsystems, das viele Nährstoffe benötigt. Auch das Immunsystem ist während der Flucht unwichtig.	Häufige Erkrankungen, schwache Abwehrkräfte

Für die meisten von uns ist Stress aber keineswegs Ausnahme. Vielmehr gehört er heute zu unserem schnelllebigen Alltag. Die Wenigsten können dem täglichen Stress-Geschehen entgehen. Schule, Job, Finanzen – überall herrscht Leistungs- und Zeitdruck. Und ich halte Ratschläge wie ‚Machen Sie sich einfach mal weniger Stress', die einem von besser wissenden Menschen, die meist selbst total gestresst sind, gegeben werden, für eine ziemliche Zumutung. Sich einfach mal weniger Stress machen, geht eher selten.

Und ich denke, jeder muss da seinen eigenen Weg finden. Das kann der ausgedehnte Spaziergang mit dem Hund, der morgendliche oder abendliche Sport, Musik, Tanzen oder vielleicht auch die abendliche Krimiserie sein, bei der man sich entspannt. Da helfen moderne Besserwisser wenig! Aber natürlich gibt es auch in diesem Bereich Fachleute, die einen bei der Suche nach der eigenen, individuell passenden Lösung wirklich unterstützen können! Also: Finden Sie Ihre eigene Möglichkeit zum Entspannen, aber finden Sie sie.

Bewegung

Ja, mit der Bewegung ist das heutzutage auch so eine Sache – oft eine Sache der Extreme. Die einen weigern sich irgendeinen Finger zu krümmen, wenn es nicht ungedingt nötig ist, und schwören Stein und Bein, dass sie wirklich keine Zeit für Bewegung übrighaben. Für die anderen ist Sport eine Art Religion. Und das Verhältnis dieser Gruppen ist meist beherrscht von gegenseitigem Unverständnis. Und dann ist da noch die Gruppe von „Aktivisten", die sich immer nach Weihnachten im Fitness-Studio anmelden, um diese Aktion nach kurzer Zeit schnell wieder zu vergessen.
Unser Säure-Basen-Haushalt ist – wie alle anderen Systeme - auf Bewegung angewiesen. Ohne sie kommt der Fluss ins Stoppen, der unseren Körper durchströmt, versorgt, reinigt – und Säuren ausleitet. Deshalb ist Bewegung ein wichtiger Faktor zur Erhaltung unseres Säure-Basen-Haushalts. Sie gehört zu uns wie Essen, Trinken und Schlafen, vergessen Sie das nicht.
Und allen Bewegungsmuffeln sei gesagt: schon das Wippen mit den Füßen im Sitzen ist besser als nichts. Jeder von uns hat täglich 10 Minuten Zeit, um sich ein wenig Bewegung zu gönnen. Auch wenn Sie Schmerzen oder irgendeine Behinderung haben, sollten Sie auf eine passende Bewegungsart nicht verzichten.
Wer *viel* Sport macht und sich *viel* bewegt, der sollte beachten, dass er ausreichend Mineralstoffe zu sich nimmt, sonst kann es schnell zu einer Übersäuerung kommen. Sportler sollten aber unbedingt auch auf eine gute Versorgung mit natürlichen Antioxidantien achten.

Mineralstoffe

Die natürlichen Gegenspieler der Säuren sind die Basen. In unserem Körper sind das vor allem die basischen Mineralstoffe Calcium und Magnesium, die wir in recht großen Mengen benötigen und die neben anderen Aufgaben den richtigen pH-Wert in unserem Blut aufrechterhalten.

Eine Unterversorgung mit diesen Mineralstoffen löst in unserem Säure-Basen-Haushalt weitreichende Fehlsteuerungen aus. Denn fehlt es an Calcium und Magnesium – also an Basen – kann das Blut nur mit Not den so wichtigen pH-Wert von 7,35-7,45 erhalten. An einen Abtransport von Säuren ist da eigentlich gar nicht mehr zu denken. Also zieht unser Körper Calcium und Magnesium aus den Speichern und überführt die fehlenden Mineralstoffe ins Blut. Aus *den* Organen, die bei einem Mangel an Mineralstoffen ohnehin bereits direkt betroffen sind.

Auf diesen Teufelskreis reagieren z.B.:

✓ Die Knochen mit schwindender Knochendichte und Osteoporose
✓ Die Muskeln mit Krämpfen. Bitte denken Sie daran, dass unser Herz, unser Magen, aber auch die Gebärmutter aus Muskeln bestehen. Auch hier können bei einer Mangelversorgung mit Calcium und Magnesium Krämpfe auftreten. Treten solche Krämpfe am Herzen auf, werden Sie schnell als Anzeichen für eine Krankheit bewertet. Oft hilft da die ausreichende Aufnahme vernünftiger Mineralstoff-Lieferanten.

Aufnahme von Mineralstoffen und Spurenelementen aus der Nahrung

Die Aufnahme ausreichender Mengen an Mineralstoffen und Spurenelementen ist oft gar nicht so einfach. Einmal, weil die benötigten Mengen ziemlich hoch sind (z.B. bei Calcium und Magnesium). Zum Anderen weil manche Nährstoffe aufgrund intensiver Anbau- und Aufzucht-Methoden nicht mehr in ausreichenden Mengen in Lebensmitteln enthalten sind. Oder weil wir uns schlicht und einfach schlecht ernähren!

Es würde nun leider die Grenzen meines Buches sprengen, wenn ich hier alle Nährstoffe im Zusammenhang mit ihrem Gehalt an Vitaminen, Mineralstoffen und Spurenelementen aufzählen wollte. Es gibt dazu unzählige, gute Veröffentlichungen auf dem Buchmarkt, in Zeitschriften und im Internet. Ein kleines Beispiel (ohne Berücksichtigung der Diskussion, ob Milch nun ein gutes Lebensmittel ist oder nicht): Ein 0,2 Liter-Glas Milch (Milch ist einer der besten Lieferanten für Calcium) enthält 240 mg Calcium (wir benötigen ca. 800 mg täglich) und 24 mg Magnesium (wir benötigen ca. 400 mg täglich).

Aufgrund der geschilderten Zusammenhänge (Säure-Basen-Haushalt, hoher Bedarf, problematische Aufnahme über Lebensmittel) ist ein Zusatz von Mineralstoffen und Spurenelementen in Form einer guten Nahrungsergänzung für die meisten von uns empfehlenswert.

Nahrungsergänzung – wörtlich genommen, eine tolle Sache.

Wir haben viel über die Zusammenhänge im Naturschutzgebiet Mensch gesprochen. Aber auch über veränderte Gewohnheiten, Nahrungsmittel und äußere Umstände.

Und es gibt eine ganze Reihe von Dingen, die eine „Nahrungsergänzung" – und zwar im reinsten Sinne des Wortes – vernünftig erscheinen lassen. Nahrungsergänzung hat also nichts mit Lebensmittelzusatzstoffen, synthetischen Vitaminen und Mineralstoffen zu tun. Vielmehr mit Naturstoffen, die unser Körper benötigt, damit seine Ökosysteme optimal funktionieren können.

Die Gründe, die *für* die Einnahme solcher Nahrungsergänzungsmittel sprechen, sind vielfältig! Ich habe hier nur einige zusammengefasst:

✓ Wir werden immer älter. Und wir möchten im Alter gesund und fit bleiben. Leider ist das wie bei alten Maschinen: die Produktionskapazität wird mit dem Alter immer bescheidener, Filter verstopfen, Schrauben lösen sich (bei manchen auch im übertragenen Sinne). Solche altersbedingten Systemfehler wiederum können dann Erkrankungen auslösen, die das Altern gar nicht mehr so erstrebenswert erscheinen lassen. Mit dem gezielten Einsatz hochwertiger Nahrungsergänzungsmittel kann man da eine ganze Menge vorbeugend und unterstützend tun. Und sogar die Einnahme des einen oder anderen Arzneimittels verhindern!

✓ Viele Stoffe aus der Nahrung, der Umwelt oder aus Arzneimitteln stören unsere Systeme, lösen Fehlsteuerungen (z.B. Allergien, Autoimmunerkrankungen) aus. Natürliche Nährstoffe können solche Fehlsteuerungen auf den richtigen Pfad zurückführen. Dafür hat die Natur schon gesorgt.

✓ Weil wir uns einfach wissenschaftliche Erkenntnisse über positive Einflüsse von Nährstoffen auf unser Ökosystem zu Nutzen machen können, um unserem Alltag gesünder und zufriedener zu gestalten – wenn möglich ohne Arzneimittel!

✓ Obwohl es heute das ganze Jahr über alles zu kaufen gibt, ist unsere Ernährung einseitig geworden. So fehlen den Pflanzen heute meist *die* Nährstoffe, die ihr Überleben in widrigen Situationen garantieren.

o Bitterstoffe, die die Pflanze produziert, damit Schädlinge ihren Geschmack abscheulich finden. Solche Bitterstoffe sind z.B. typisch für Endiviensalat oder Chicoree. Doch mittlerweile sind diese Bitterstoffe aus den meisten Pflanzen herausgezüchtet worden. Haben Sie in den letzten Jahren mal wieder Chicoree oder Endiviensalat gekauft? Bis auf wenige Sorten enthalten sie keine Bitterstoffe mehr. Man hat sich der vorherrschenden „Geschmacklosigkeit" angepasst und sie kurzerhand herausgezüchtet.

o Andere Stoffe, wie Resveratrol werden von Pflanzen nur dann gebildet, wenn sie von Fraßfeinden angegriffen werden oder sich gegen klimatische Einflüsse schützen müssen. Wenn sie aussehen wie unbehandelte Äpfel, die wir frisch vom Baum pflücken. Sie haben braune Stellen, sind von Insekten angefressen, Hagel oder Frost haben unschöne Spuren hinterlassen. Wer heute Obst und Gemüse anbaut, egal ob Bio oder konventionell, wird natürlich darauf achten, dass die Produkte makellos und unbeschadet in den Handel kommen. Das Auge isst ja schließlich mit! Die Ausbildung „schützender Substanzen" wird für die Pflanzen als überflüssig eingestellt. Sekundäre Pflanzenstoffe wie Resveratrol sind deshalb in „normalen" Lebensmitteln kaum mehr zu finden!

o Unsere Essgewohnheiten sind so – na nennen wir es mal – elitär, dass wir Schalen und Kerne natürlich nicht mehr im Obst haben wollen. Leider aber finden wir wirksame Bestandteile wie OPC nur in den Schalen und Kernen z.B. von Trauben und das hochaktive Papain in den Kernen der Papaya. Das wunderbare Ananas-Enzym

Bromelain hingegen hat die meisten Ananas leider ganz verlassen. Die Anbaubedingungen haben es vertrieben!

o Und weil sie heute einfach als „eklig" empfunden werden und dazu auch noch jede Menge Schadstoffe enthalten (wo sollen die armen Tiere die vielen Arzneimittel auch anders lassen) sind Innereien, die z.B. viele B-Vitamine und Eisen enthalten, völlig von der Speisekarte verschwunden.

Mineralstoffe und Spurenelemente – nicht „solo" zu haben

So, nun haben wir uns also entschlossen, der Säure-Belastung in unserem Körper den Kampf anzusagen! Mit einer Auswahl an passenden Mineralstoffen und Spurenelementen. Da finden wir uns im Dschungel der scheinbar naturreinen und hoch wirksamen Nahrungsergänzungs-mittel ein und schon wieder ist Fachchinesisch angesagt.

Rohstoffe für Mineralstoffe oder Spurenelemente enthalten diese nicht in reiner Form, es handelt sich vielmehr um Verbindungen. Nehmen wir hier wieder mal Calcium als Beispiel, so gibt es -zig verschiedene Verbindungen, die mehr oder weniger empfehlenswert sind.

So z.B. Calciumcitrat, Calciumcarbonat, Calciumoxid und viele mehr. Solche Verbindungen variieren sowohl im Gehalt an Calcium, als auch in ihrer Bioverfügbarkeit (wie sie vom Körper aufgenommen und eingesetzt werden können). So sind z.B. Citratverbindungen (Calciumcitrat, Magnesiumcitrat) im Vergleich zu Carbonaten besser bioverfügbar, enthalten aber weniger Anteile des Ausgangsstoffs (Calciumcitrat ca. 20%, Calciumcarbonat ca. 40% - Magnesiumcitrat ca. 10%, Magnesiumcarbonat ca. 40%).

In den 1990er Jahren, in denen wir begannen uns vermehrt mit unserer Gesundheit zu beschäftigen, wurde Citratverbindungen so zu sagen der Oscar verliehen. Amerikanische Studien bewiesen ihre hervorragende Bioverfügbarkeit. Jeder, der etwas auf sich hielt, setzte Citrate für seine Produkte ein. Wer immer diesen Hype in Gang setzte, übersah zwei nicht unerhebliche Probleme!

Zum einen die Tatsache, dass Citratverbindungen hohe Mengen (80-90%) an Citronensäure enthalten. Um den kompletten Tagesbedarf an Calcium und Magnesium mit Citraten zu decken, belastet man seinen Magen mit ca. 7g Citronensäure. Ich brauche wohl nicht näher darauf einzugehen, welche Folgen die Aufnahme solcher Mengen an Säure für unseren von Sodbrennen geplagten Zeitgenossen hat! Und dass der nun folgende Einsatz von Magensäureblockern eine fast zwingende Konsequenz sein dürfte! Schon allein, damit die Currywurst wieder schmeckt!

Sie erinnern sich bestimmt auch daran, dass Citronensäure gentechnologisch aus Aspergillus niger (Schwarzschimmel) hergestellt wird und dadurch eine hohe Belastung für unser Immunsystem (vor allem Allergien und Autoimmunerkrankungen) darstellt.

Diktatur im Naturschutzgebiet Mensch

Es ist heutzutage übliche Praxis, einzelne Mineralstoffe oder Spurenelemente in Form von Nahrungsergänzungs- oder Arzneimitteln zu verabreichen. Dann entscheiden *wir* anhand von Blutwerten, Symptomen oder einfach weil die Werbung gut klingt. Eine Entscheidung, die fatale Folgen haben kann. Denn Mineralstoffe und Spurenelemente stehen im engen Verhältnis zueinander. Sie können sich bedingen, aber auch blockieren.

Ein wunderbares Beispiel sind Calcium und Phosphor. Phosphor ist unbedingt notwendig, damit Calcium eingelagert werden und seine Aufgaben verrichten kann.
Ein Zuviel an Phosphor aber wirkt sich als Calcium-Räuber aus: die Calcium-Versorgung ist behindert. Ein Beispiel, das heutzutage eine wichtige Rolle spielt, finden wir doch Phosphate (eine Phosphor-Verbindung) in großen Mengen als Zusatzstoff in unseren Lebensmitteln: z.B. in Wurst, Fleischerzeugnissen, Cola-Getränken, Milchprodukten.

Mineralstoffe und Spurenelemente – im Sinne von „natürlicher und ausgewogener Versorgung"

Was für das Beispiel von Calcium und Phosphor zutrifft, gilt aber auch für die meisten anderen Mineralstoffe und Spurenelemente. Ziel muss es also sein, unserem Körper eine möglichst komplette Auswahl aller benötigten Mineralstoffe und Spurenelemente zur Verfügung zu stellen. So können Defizite nach dem tatsächlichen Bedarf ausgeglichen werden – und wer könnte diesen Bedarf besser kennen, als unser Körper selbst.

Ich habe mich in den letzten Jahren sehr intensiv mit diesem Thema beschäftigt und letztlich nur *einen* Lösungsansatz finden können, der für mich schlüssig ist, nämlich den Einsatz von Korallencalcium aus Sango-Korallen. Es hat einen hohen Anteil an Magnesium und Calcium (natürlich im Verhältnis 2:1) und enthält außerdem alle Mineralstoffe und Spurenelemente, die unser Organismus benötigt. Darunter auch Zink, Chrom, Eisen, Mangan, Molybdän, Brom, Selen, Fluor und über 50 weitere Stoffe, die zum System der körpereigenen Elemente gehören. Korallencalcium aus Sango-Korallen wird sehr schnell und zu über 90% ins Blut aufgenommen.

Als natürlicher Rohstoff aus abgestorbenen Sango-Korallen ist es sehr wertvoll und hochwertig. Deshalb verwundert es nicht, dass dieser Rohstoff bei internationalen Lebensmittel- und Pharma-Konzernen nicht gerne gesehen ist. Ist seine Menge doch limitiert, die Ernte aufwendig und teuer.

Ich arbeite nun schon seit vielen Jahren mit Korallencalcium. Seine Wirksamkeit bei Problemen, die mit Übersäuerung zusammenhängen, ist wirklich immer wieder überwältigend. Natürlich ist es auch bei Personen mit erhöhtem Bedarf an Mineralstoffen und Spurenelementen – zumindest für meine Begriffe - unschlagbar! Korallencalcium – ein wichtiger Beitrag für mehr Demokratie in Ihrem Naturschutzgebiet Mensch!

Weitere Nährstoffe für einen ausgeglichenen Säure-Basen-Haushalt

Natriumbicarbonat

Die wichtige Aufgabe von Natriumbicarbonat (Natriumhydrogencarbonat) als Säurepuffer in unserem Organismus haben wir bereits ausgiebig erörtert. Als Nahrungsergänzungsmittel sollte Natriumbicarbonat möglichst in Kapselform und nüchtern aufgenommen werden. Dann öffnet sich die Kapsel meist nicht im Magen und Natriumbicarbonat kann seine Arbeit als Säurepuffer erledigen, ohne den pH-Wert im Magen zu stark zu reduzieren. Bei starkem Sodbrennen kann Natriumbicarbonat kurzfristig aber auch zum Essen eingesetzt werden.

Basische Tees, Pulver, Flüssigkeiten und Salzsolen (z.B. aus Himalayasalz)

Auch der Einsatz von solchen basischen Ergänzungen ist in Maßen durchaus empfehlenswert. Allerdings erhöhen auch diese Stoffe den pH-Wert der Magensäure. Die Folgen: Die Eigenproduktion von Natriumbicarbonat kann behindert werden – und die Magensäure verliert ggf. ihre Kraft zur Vernichtung von Eindringlingen wie Bakterien und Parasiten.

Schüssler Salze

Ich habe bereits darauf hingewiesen, dass ich den gezielten und fachgerechten Einsatz von Schüssler Salzen für sehr positiv und wirksam halte. Im Zusammenhang mit einer Übersäuerung ist die durch Schüssler Salze erzielte homöopathische Aktivierung der Zellen eine hervorragende Grundlage. Allerdings ist ihre Wirksamkeit natürlich von einer ausreichenden Versorgung an Nährstoffen abhängig. Deshalb kann eine Kombination von passenden Schüssler Salzen mit Korallencalcium die gewünschte Wirkung positiv verstärken.

Urintests bei Übersäuerung

Häufig wird empfohlen, den Säure-Basen-Haushalt anhand von Urintests zu überprüfen. Mit Teststreifen wird hier der pH-Wert im Urin (meist zu unterschiedlichen Tageszeiten) gemessen. Wer sich nun allerdings mit der Systematik einer Übersäuerung genauer beschäftigt hat, dem können an dieser Methode durchaus Zweifel kommen. Und die Praxis hat diese Zweifel schon oft genug bestätigt.

Denn gerade *die* Personen, deren Blut nicht genügend Puffer hat, um Säuren aus den Bindegewebskapseln mitzunehmen, leiten keine Säuren aus. Ihre Urinwerte sind oft perfekt! Bei Personen hingegen, deren Säure-Basen-Haushalt eine Ausleitung ermöglicht, weisen die Urinwerte oft einen sauren pH-Wert auf. Also verlassen Sie sich möglichst nicht auf diese Methoden und sorgen Sie regelmäßig für eine ausreichende Mineralstoff-Versorgung. Ihrem Körper zuliebe.

Sehr wohl nachweisbar ist eine Übersäuerung übrigens mit alternativen Methoden wie z.B. Bioresonanz und Dunkelfeldmikroskopie.

Und weil man es nicht oft genug sagen kann: Achten Sie bei der Auswahl von Nahrungsergänzungs- oder Arzneimitteln darauf, dass sie weder Zusatzstoffe, noch Vitamin D enthalten!

Meine erste Wahl bei Übersäuerung – und natürlich zur ausreichenden Versorgung mit allen Mineralstoffen und Spurenelementen - ist aus den dargelegten Gründen auf jeden Fall Korallencalcium in Kombination mit Natriumbicarbonat.

Schadstoffe, die unsere Systeme blockieren und schädigen

Pestizide, Schadstoffe, Elektrosmog... - und Medikamente

Bewusst oder unbewusst nehmen wir täglich eine ungeheure Menge von Schadstoffen auf, die Systeme in unserem Naturschutzgebiet Mensch blockieren oder schädigen. Sie stören Reizleitungen, zerstören Zellen oder Zellbestandteile und fordern unsere körpereigenen Entgiftungssysteme aufs Äußerste.

Da sind zum Einen Medikamente, deren Wirkung auf der Störung bestimmter Systeme basiert und deren Nebenwirkungen weitere Fehlsteuerungen verursachen können. Dieses Thema haben wir im 2. Teil des Buches schon reiflich erörtert.

Hier noch einmal die Bitte, bei der Einnahme hoch wirksamer Medikamente nur der Not zu gehorchen und die Einnahme möglichst durch Eigenleistung zu minimieren. Damit vielleicht aus der Not ein bisschen Tugend werden kann! Aber auch bei größter Umsicht belasten chemische Verbindungen aus den Arzneimitteln unseren Körper ebenso wie Pestizide, Schadstoffe, Kunststoffe und Elektosmog.

Schwermetalle

Eine der stärksten Belastungen für unseren Körper geht allerdings von so genannten Schwermetallen aus. Schwermetalle sind Stoffe, die es schon immer auf unserer Erde gab. Allerdings kommen sie in der Natur nur in geringsten Mengen vor. Bekannte Vertreter dieser „Gattung" sind: Quecksilber, Cadmium und Blei.

110

Schwermetalle sind elementare Teilchen, die auch in unserem Körper in geringsten Mengen vorliegen. Die Crux ist, dass man sie für viele technische Erfindungen der Krone der Schöpfung – also uns – gut gebrauchen kann. Und so kommen Schwermetalle nicht wie früher nur in geringsten Spuren auf der Erde vor.

Ihre Anwesenheit ist weit verbreitet und, als wäre das noch nicht genug: Moderne Techniken haben neue Schwermetalle entstehen lassen, die uns Menschen von Natur aus eigentlich unbekannt sind. Für Organismen und Naturstoffe sind sie den altbekannten Schwermetallen aber zum Verwechseln ähnlich.

Und diese „Chance" nutzen sie schamlos aus. Wie Kletten heften sich Schwermetalle an Teilchen von Luft, Wasser, Pflanzen und Tieren – und natürlich auch von uns Menschen. Könnten wir geringe Mengen dieser Schwermetalle vielleicht sogar benötigen, so werden große Mengen zur Gefahr. Sie verändern Zellinformationen, schädigen Nerven und werden so zur unsichtbaren, dauerhaften Gefährdung! Denn Schwermetalle wie Blei, Cadmium und Quecksilber haben „Halbwertszeiten" (Zeitspanne, bis die Hälfte des Stoffes abgebaut ist) von mehreren Jahren. Die „Kletten" bleiben uns also jahrelang erhalten!

Wofür man Schwermetalle wie Blei, Cadmium und Quecksilber so alles brauchen kann.

Blei

Dieses wurde bis vor einigen Jahren intensiv als Antiklopfmittel dem „bleihaltigen Benzin" zugemischt. Dass die Umstellung von bleihaltigem auf bleifreies Benzin nicht etwa deshalb vorgenommen wurde, weil die Automobilindustrie gerne neue Motoren entwickeln wollte, dürfte einleuchtend sein!

Obwohl die Giftigkeit von Blei also sehr wohl bekannt ist, wurde es bisher in vielen Bereichen nicht ersetzt. Neben alten Bleirohren findet man Blei z.B. in Autobatterien und einer ganzen Reihe von industriellen Anwendungen. Dabei liegt das Problem natürlich nicht darin, dass man permanent an der Batterie des eigenen Autos schnüffelt! Vielmehr werden bei der Produktion und der

Funktion der Batterien Blei-Anteile in die Luft abgegeben. Landen tun sie letztlich dann in unserem Körper.

Cadmium

Auch Cadmium hat seinen festen und massiv wachsenden Platz in der industriellen Produktion des 21. Jahrhunderts gefunden. Es ist nämlich nicht nur Bestandteil von Zigarettenrauch und tummelt sich deshalb fröhlich im Raucher und dem, der es passiv tut. Viel wichtiger: Cadmium ist wichtiger Bestandteil von Batterien und Akkus. Die paar Batterien für Kinderspielzeug oder Uhren? Nein, viel besser: die Millionen Akkus für Handies, Tablets, Laptops und PCs! Klingt doch schon besser, oder? Die weltweite Produktion cadmiumhaltiger Produkte steigt jährlich um ca. 10%.

Quecksilber

Und zuletzt noch zu einem besonders netten „Herzchen": dem Quecksilber.
Es ist ein Stoff, der sehr schnell gasförmig wird. Er benimmt sich dann wie Wasser, das auf einer heißen Herdplatte verdampft, also gasförmig wird. Erinnern Sie sich noch an die Fieberthermometer früherer Jahre, in denen eine silberne Quecksilbersäule die Temperatur anzeigte? Ließ man ein solches Thermometer fallen, zeigte sich das Quecksilber in immer kleiner werdenden Kügelchen, die irgendwann komplett verschwunden waren, wie das Wasser auf der Herdplatte eben. Sie lösten sich im wahrsten Sinne des Wortes „in Luft auf".

Als Bestandteil von Amalgam-Füllungen waren oder sind die meisten von uns mit diesem Schwermetall schon auf Tuchfühlung. Wer Amalgam-Füllungen hat, der hat immer was davon:
- ✓ Beim Einsetzen der Füllungen wird Quecksilber freigesetzt. Gasförmig wird es von der Mundschleimhaut resorbiert und gelangt ungehindert in unseren Stoffwechsel.
- ✓ Während wir Amalgam-Füllungen haben, werden geringste Bestandteile der Füllungen durch Kaubewegungen und Speichel abgelöst und über die Mundschleimhaut resorbiert.
- ✓ Und beim Entfernen von Amalgam-Füllungen wird's erst richtig lustig. Das Ansetzen des Bohrers stelle ich mir dann immer vor wie das Anschalten eines Springbrunnens, aus dem kleinste Quecksilberkügelchen sprudeln und – trotz aller Bemühungen –

sozusagen barrierefrei in unser Gewebe eindringen. Und wie sollte eine „Barriere" aussehen, die ein Zahnarzt gegen einen Stoff aufbauen kann, der sich in der Atemluft befindet und über die Mundschleimhaut resorbiert wird. Richtig – gar nicht! So kann eine Entfernung von Amalgam-Füllungen – ohne Schwermetall-Ausleitung durchgeführt – zu unangenehmen, gesundheitlichen Spätfolgen führen!

Übrigens: Reste von Amalgam-Füllungen muss der Zahnarzt als Sondermüll entsorgen! Sie sehen schon – das Zeug ist eigentlich total ungefährlich!

Dass viele Impfungen Quecksilber enthalten, wird kontrovers diskutiert und man sollte in diesem Zusammenhang abwägen, wer mehr schadet: der Teufel oder der Belzebub. Auf jeden Fall ist es wichtig, nach Impfungen auszuleiten!

Die Gefährlichkeit von Quecksilber ist mittlerweile auch in weiten Kreisen von Schulmedizin, klassischer Wissenschaft und Forschung anerkannt. Trotzdem setzte die EU 2009 mit einer Art Zwangseinführung von Energiesparleuchten ein bewundernswertes Ausrufezeichen! Energiesparleuchten enthalten Quecksilber und werden scheinbar nicht nur dann zur Gefährdung, wenn sie zerbrechen oder entsorgt werden müssen. Vielmehr geben die Wunderlampen auch während des Leuchtens quecksilberhaltige Dämpfe ab. Eine Art „Passivleuchten" (wenn man schon nicht „passivrauchen" darf).

Einlagerung von Schwermetallen im Körper
Man hört und liest immer wieder, dass Schwermetalle im Blut nur einige Tage nachgewiesen werden können und dann abgebaut sind. Das ist insofern richtig, als Schwermetalle im Blut nicht oder nach starker Belastung nur kurzzeitig nachgewiesen werden können. Abgebaut bedeutet aber leider nicht, dass sie unseren Körper verlassen haben. Vielmehr verlassen sie das Blut, um sich in Organen, Rückenmark, Gewebe, Gehirn und Knochen „niederzulassen". Ja, sie können sogar die Blut-Hirn-Schranke durchdringen und betonen durch Belastungen im Hirn und Rückenmark ihre Gefährlichkeit. Sind Schwangere schwermetallbelastet, sind auch ihre Kinder im Mutterleib gefährdet, denn auch die „Sicherheitsschranke" zwischen Mutter und Kind bietet gegen diese Kletten keinen Schutz.

113

Absonderungen und Reste von Parasiten, Bakterien und anderen Erregern

Wir haben es gehört: Parasiten, Bakterien, Pilze und Viren sind ständige Begleiter von uns Menschen. Als Wirt bieten wir ihnen optimale Bedingungen, trotzdem müssen auch sie irgendwann sterben. Hält sich die Besiedlung in Maßen und sind unsere Körpersysteme intakt, gehört die Ausleitung zum Alltag in unserem Naturschutzgebiet. Kommt es aber zu einer starken Besiedlung (also z.B. dann, wenn eine Krankheit ausgebrochen ist), verlangen die „Aufräumarbeiten" nach besonders viel Kraft. Eine Anstrengung, die einen geschwächten Körper durchaus an seine Grenzen bringen und andere Abläufe massiv schwächen kann.

Und dann gibt es da noch besonders unfreundliche Gesellen, deren „Ausdünstungen" für uns giftig sind und Krankheiten, z.B. auch Krebs, auslösen können. Erinnern Sie sich an die EHEC Epidemie in 2011? Die Erreger gaben Gifte ab, die unsere Blutkörperchen vernichteten. Und wenn sie mit Antibiotika „traktiert" wurden, reagierten sie mit erhöhter Abgabe dieser Gifte! Fakten, die uns immer wieder daran erinnern, dass letztlich nur die Erhaltung der körpereigenen Schutz-Systeme uns wirklich Gesundheit und Unversehrtheit bescheren kann.

„Leichengift" aus Zähnen

Neuerlich hört man immer wieder etwas von Leichengift, das aus problematischen Zähnen in unseren Körper strömt und unsere Systeme attackiert! Natürlich ist der Begriff „Leichengift" ziemlich reißerisch gewählt, aber im Grunde genommen, beschreibt er die Fakten. Die Gifte, um die es hier geht sind **Mercaptan und Thioether.**
Und auch die Zusammenhänge sind logisch und werden von hoch kompetenten und hoch intelligenten Zahnmedizinern genau so bestätigt. Die Belastung geht hauptsächlich von abgestorbenen und wurzelbehandelten Zähnen aus. Durch die unverstellbaren Fortschritte unserer bildgebenden Untersuchungsmethoden (CT, MRT, Röntgen, Ultraschall) konnte nachgewiesen werden, dass unsere Zähne von vielen feinsten Kanälen durchzogen sind, die z.B. bei einer Wurzelbehandlung nicht alle erreicht werden können.

Vielleicht zur Information für alle, die noch keine Wurzelbehandlung hatten, oder lieber nicht so genau wissen wollten, was ihr Zahnarzt da so macht! Bei Wurzelbehandlungen wird der lebendige Teil des Zahnes, der Nerv, komplett aus dem Zahn entfernt. Nachdem nun klar ist, dass bei dieser Behandlung nicht alle feinen Kanäle erreicht werden können, besteht die große Wahrscheinlichkeit, dass Teile des Nervs im Zahn verbleiben. In einem Zahn, der nach der Behandlung „hermetisch" verschlossen wird.

Es bedarf keiner großen Vorstellungskraft, dass die Reste des Nervs, die im Zahn verbleiben, abgestorbenes menschliches Gewebe sind. Und dass dieses abgestorbene menschliche Gewebe „Leichengifte" abgibt. Da der Zahn verschlossen ist, können die Reste nicht abtransportiert werden. Sehr wohl aber können die Gifte ins Gewebe eindringen und unser System dauerhaft belasten.
Auch Lösungsmittel, Kunststoffe und viele andere Stoffe, die in der Zahnmedizin eingesetzt werden, scheinen unseren Körper zu belasten. Immer mehr kommen dabei auch Implantate in die Diskussion, die offenbar nicht ganz so unproblematisch sind, wie sie immer wieder gerne dargestellt werden.
Und natürlich haben viele Menschen aufgrund von Zahnfleischproblemen eine starke bakterielle Belastung im Mund, die wiederum andere Organe in nicht unerheblichem Maße belasten kann.

Ich bin nun – muss ich offen gestehen – nicht wirklich der Zahnpflege-Freak. Und natürlich ist es keine Lösung ohne Zähne herumzulaufen, nur weil zahnerhaltende Behandlungen genauso problematisch sind wie Zahnersatz. Die Beispiele sollen nur aufzeigen, dass wieder körpereigene Ausleitungssysteme verstärkt gefragt sind und unser Körper die gestiegene Belastung (die Neandertaler hatten diese Luxusprobleme noch nicht – eher keine Zähne mehr) kaum selbst beheben kann.

Wenn Gifte unsere Gesundheit attackieren

Um mit all diesen Belastungen umgehen zu können, braucht unser Körper starke und intakte Ausleitungssysteme. Wie wir aber gesehen haben, sind die äußeren Umstände heute nicht gerade dazu angetan, diese zu garantieren. Ist unser Körper nicht in der Lage, Gifte und Schwermetalle auszuleiten, kann dies zu schwerwiegenden und ganzheitlichen Gesundheitsproblemen führen. Probleme, die über kurz oder lang zu einer ernsthaften Gefährdung anwachsen. Die Beschwerden können sich wie folgt darstellen und können in ihrer Schwere stark schwanken:

- ✓ Haarausfall
- ✓ Migräne, Kopfschmerzen
- ✓ Glieder- und Gelenkschmerzen, Rheuma
- ✓ Nierenprobleme
- ✓ Nebenhöhlenprobleme
- ✓ Unruhe, Leistungsabfall, Schlaflosigkeit
- ✓ Schwaches Immunsystem,
- ✓ Hautprobleme aller Art (Schwermetalle zerstören im Körper Omega 3-Fettsäuren)
- ✓ Allergien, Autoimmunerkrankungen
- ✓ Herz-Kreislauferkrankungen
- ✓ Krebserkrankungen, Nervenschädigungen
- ✓ Mangel an bestimmten Mineralstoffen und Spurenelementen (z.B. Zink, Selen, Eisen)

Da Belastungen im Blut nicht nachgewiesen werden können, werden Betroffene gerne als Hypochonder oder Blender bewertet.

Körpereigene entgiftende Systeme stärken tut Not

Natürlich hat unser Körper perfekte Systeme parat, um mit all diesen Giften umzugehen. Aber, wie gesagt, die Belastung ist immens und deshalb sollte man regelmäßig dafür sorgen, dass die körpereigenen Systeme nicht aufgrund von Mangel an Rohstoff versiegen.

Das Thema „Ausleitung und Entgiftung" ist ein sehr komplexes Thema, das besonders für die Naturheilkunde von besonderer Bedeutung ist. Denn hier wird nicht an Symptomen „herumgebastelt", sondern man möchte das Übel an der Wurzel packen. Passend zur Wichtigkeit des Themas gibt es viele Ansätze, die die Ausleitung von Giften und Schwermetallen aktivieren sollen. Ich gehöre nicht zu den Menschen, die ihren Weg für den einzig richtigen und gangbaren halten. Ich kann nur das beschreiben, was für mich und in meiner jahrelangen Arbeit die besten und schonendsten Erfolge gezeigt hat, ohne dabei andere Ansätze bewerten zu wollen.

Da ich mich seit fast 20 Jahren kontinuierlich mit dem Pro und Contra von Nährstoffen beschäftige, habe ich in meinem Buch eine Auswahl an Stoffen getroffen, die keineswegs Vollständigkeit beansprucht. Vielmehr möchte ich mich auf Nährstoffe beschränken, die nach meiner Philosophie die optimalen Möglichkeiten bieten, unser System zu stärken, ohne es zu belasten.

Mit diesen Nährstoffen können Sie Ihre körpereigenen, ausleitenden Systeme schonend und wirksam aktivieren:

Es ist empfehlenswert, ausleitende Nährstoffe mit Corallencalcium zu kombinieren. So können von Schwermetallen fälschlich belegt Mineralstoff-Speicher korrekt aufgefüllt werden.

Wie Sie gesehen haben, ist die Belastung mit den erwähnten Schadstoffen keineswegs eine kurzzeitige oder einmalige Erscheinung. Vielmehr ist unser Organismus diesen Bedrohungen täglich aufs Neue ausgesetzt. Deshalb ist es ein – leider häufig verbreiteter - Irrglaube, dass es genügt, einmal im Leben eine Ausleitung (z.B. nach der Entfernung von Amalgamfüllungen) mit natürlichen Nährstoffen durchzuführen. Achten Sie stattdessen darauf, Ihren Körper regelmäßig zu unterstützen. Er wird es Ihnen danken!

Nährstoffe, die körpereigene ausleitende Systeme stärken, sind Alpha-Liponsäure, bestimmte B-Vitamine, Glutathion und die Chlorella-Alge. Weitere Infos zu diesen Nährstoffen finden Sie in der alphabetischen Auflistung im letzten Teil des Buches.

Oxidativer Stress – Der Preis für hochentwickeltes Leben!

Die Gesundheitsgefährdung durch Freie Radikale (so genannter „oxidativer Stress") ist seit Jahrzehnten bekannt und es gibt immer wieder neue Erkenntnisse, die weltweit in ernstzunehmenden wissenschaftlichen Studien bestätigt werden. Als „Thema ohne Lobby" werden leider immer wieder Meldungen lanciert, die die Problematik und mögliche ganzheitliche Lösungswege in Frage stellen. Denn leider ist für die Entschärfung von Freien Radikalen kein Arzneimittel „gewachsen". Und es kommt natürlich leicht das Gefühl auf, dass eine Gefährdung, gegen die es keine Arzneimittel gibt, nicht wirklich ernsthaft sein kann. Stattdessen begnügt man sich mit dem

„Bisschen" Vitamin ACE. Eine Vorgehensweise, die wiederum sehr diskussionswürdig ist, wie wir später sehen werden.

Dazu ist unser Gesundheitssystem so aufgebaut, dass kaum Geld für Vorbeugung ausgegeben wird, viel mehr aber später dann für die Behandlung der Krankheiten. Vielleicht werden Sie jetzt sagen, dass die Krankenkassen doch immer mehr für die Vorsorge tun. Das bezieht sich aber leider nur oder zumindest fast ausschließlich auf Möglichkeiten, die Schulmedizin und Nahrungsmittelindustrie anbieten.
In so genannte „Maßnahmen" der Krankenkassen wird man erst dann aufgenommen, wenn man *wirklich* krank ist. Um besser mit der Krankheit, den Medikamenten und ihren Nebenwirkungen umgehen zu können. Erst dann also, wenn das Kind schon in den Brunnen gefallen ist.

Mammographie wird bei Frauen ab einem bestimmten Alter beinahe als Zwangsmaßnahme gehandelt. Für mich eindeutig ein Eingriff in meine Privatsphäre, wenn ich immer wieder Einladungen zur mobilen Mammographie bekomme, die ich nie wollte und angefordert habe. Wer aber erklärt mir, wie ich einer Erkrankung vorbeugen kann? So gibt es eine ganz Reihe anerkannter Berufsgruppen, die Krankheiten behandeln (Ärzte, Apotheker, Krankengymnasten…). Spezialisten in Sachen „Vorbeugung" sind eher selten, finden weniger Anerkennung und werden von den Kassen nur bedingt erstattet. Oft als „unwissenschaftlich" beschimpft!

Ja, das Thema „Freie Radikale" ist unbeliebt, umfassend - und scheinbar schwierig zu erklären. Setzen Sie sich mal mit einem Chemiker, Biochemiker oder Pharmazeuten zusammen, der sich mit diesem Spezialgebiet „Freie Radikale und Antioxidantien" (schreibt sich schon schwierig) beschäftigt. Und Sie werden – Stunden oder Tage später – die Besprechung mit hochrotem Kopf verlassen und sich fragen, ob Sie wirklich gewillt sind, dieses Thema verstehen zu wollen.

Tatsächlich ist das Thema aber nicht nur schwierig und umfassend, es ist auch unglaublich interessant. Und eigentlich recht leicht verständlich, wenn man es auf die wichtigsten Informationen reduziert. Und das möchte ich gerne versuchen!

118

Sauerstoff – „Abfallprodukt" der ersten Erdbewohner

Es ist ungefähr 2,8 Milliarden Jahre her. Da „erfanden" so genannte Cyanobakterien, die Urverwandten unserer blaugrünen Algen, die **Photosynthese**. Dabei zogen diese Bakterien aus Wasser (also aus H_2O) die Wasserstoff-Teilchen (also die beiden H's) heraus und verwendeten sie für ihre Energiegewinnung. Der Wasserstoff wurde verbraucht und der „Restmüll", ungeheure Mengen eines giftigen Gases, nämlich Sauerstoff, gelangten in die Atmosphäre. Ja, sie hören richtig: für die allerersten Bewohner unserer Erde war Sauerstoff giftig. Und Sauerstoff hat seine Giftigkeit nicht wirklich verloren. Sie werden sehen!

Sauerstoff – Freund und Feind mit vielen Gesichtern

Und kaum war Sauerstoff erstmals als einzelnes Teilchen auf der Erde: Schon zeigte er sein zwiespältiges Gesicht. Einerseits entstand aus hohen Mengen von Sauerstoff die Ozonschicht, die die Erde vor der ultravioletten Strahlung der Sonne schützt. Denn auch Ozon ist eine Sauerstoffverbindung mit der chemischen Formel O_3 (chem. Definition: Trisauerstoff; farbloses, giftiges Gas). Andererseits bedeutete das erste Auftauchen von Sauerstoff auf der Erde den Tod für viele Lebewesen, denn alles, was zu dieser Zeit auf der Erde „lebte", konnte keinen Sauerstoff vertragen.

Nach und nach entstanden auf der Erde aber Lebewesen, die es lernten, die guten Seiten von Sauerstoff für ihre Zwecke zu nutzen und sich gleichzeitig gegen seine Gefahren zu schützen. Dies war der Entwicklungsbeginn so genannter „höherer Lebewesen". Denn die Verwertung von Sauerstoff ermöglichte die Gewinnung deutlich höherer Energien und damit die Herstellung weit komplexerer Lebens-Systeme! Und zusammen mit den Pflanzen, die Sauerstoff als Abfall freisetzen, bilden diese „höheren Lebewesen", denen wir auch zugerechnet werden, noch heute eine perfekte Symbiose.

Denn die Pflanzen verarbeiten - mit Hilfe von Sonnenlicht - Kohlendioxid und Wasser. Dabei fällt Sauerstoff als Abfall an. Die „höheren Lebewesen" nutzen wiederum den Sauerstoff und bilden als Abfall-Produkte Wasser und Kohlendioxid.
Doch die „höheren Lebewesen" nutzen Sauerstoff nicht nur zur Energiegewinnung. Sie haben über die Jahrmillionen immer ausgefeiltere

Systeme entwickelt, Sauerstoff für viele andere körpereigene Aufgaben zu nutzen. Und sie haben Schutzmechanismen aufgebaut, um sich gegen die gefährlichen Seiten von Sauerstoff zu schützen. Einfach nur genial!

Sauerstoff, einzigartig in seiner produktiven Kraft

Und so machen sich die „höheren Lebewesen" den Sauerstoff zu Nutze: Die aufgenommenen Lebensmittel werden zuerst im Magen-Darm-Trakt in ihre Einzelteile zerlegt, und zwar in Eiweiß, Fette und Kohlenhydrate. In den Mitochondrien, winzig kleinen Kraftwerken, die in jeder Zelle vorhanden sind (jede Zelle enthält 1.000 oder mehr davon), werden diese Nährstoffe mit Hilfe von Sauerstoff durch Oxidation (man nennt das merkwürdigerweise auch Verbrennung) in Energie, das so genannte ATP weiter verarbeitet. Wir hatten uns diesen Weg der Energiegewinnung schon in einem vorherigen Kapitel angesehen!

Allerdings ist diese „Verarbeitung" von Sauerstoff nicht so ungefährlich, wie man vielleicht denkt. Denn beim Umbau entstehen ab und zu beschädigte Sauerstoff-Teilchen, so genannte Sauerstoff-Radikale. Es sind besonders aggressive Freie Radikale. Und diese Teilchen haben's in sich.

Sauerstoff, einzigartig in seiner destruktiven Kraft

Zurück zur Schulbank. Sie erinnern sich sicher an die Struktur von Atomen. Diese haben einen positiven Kern und um diesen Kern herum fliegen Elektronen. Die Anziehungskraft des Kerns ist genauso groß, dass es die Elektronen in einer immer gleichen Umlaufbahn hält.

Geht nun dem Sauerstoff-Teilchen z.B. bei der Verarbeitung (Oxidation) ein Elektron verloren, mutiert es zum Freien Radikal, einer Art starkem und hoch aktiven Magneten. In einem Bruchteil von Sekunden entzieht es wiederum einem benachbarten Teilchen ein Elektron, das so wiederum zum Freien Radikal mutiert – ein gefährlicher und zerstörerischer Kreislauf ist in Gang gesetzt!

Die zum Teil in einer Millionstel Sekunde ablaufenden Reaktionen können so heftig sein, dass man sie in hoch auflösenden Elektronenmikroskopen als winzig kleine Blitze erkennen kann. Die Entstehung eines Freien Radikals kann bis zu 1.000 andere Moleküle (also andere Teile) verletzen oder zerstören. Und das Ganze findet im empfindlichsten Teil unseres Naturschutzgebietes statt: innerhalb der Zelle!

Wo machen die Freien Radikalen am liebsten Beute?

Dem Angriff der Freien Radikalen sind die meisten der Stoffe in unserem Körper ausgesetzt, vor allem aber werden folgende Stoffe in ihrer Struktur verändert:

✓ Kohlenhydrate, die Glucose als Baustoffe für Bindegewebe, Hormone und Neurotransmitter liefern
✓ Nukleinsäuren, die die Erbsubstanz bestimmen
✓ Proteine (kleinste Eiweiß-Bausteine)
✓ Lipide (z.B. Cholesterin, das am Aufbau von Zellwänden und – membranen bzw. Hormonen beteiligt ist)
✓ Ungesättigte Fettsäuren (Zellmembrane).

Wie Sie sehen, betrifft der Angriff Freier Radikaler unseren Organismus in seinen tiefsten Strukturen und damit in allen denkbaren Bereichen. Die Folgen sind vielfältig und können katastrophale Auswirkungen auf unsere Gesundheit haben. Folgen, die oft erst viele Jahre nach ihrer Entstehung von uns bemerkt werden.

Im Stoffwechsel entstehen täglich Zigtausende solcher Freier Radikaler, die sozusagen einer Fehlproduktion geschuldet sind. Kommen wir deshalb zurück zur Fähigkeit „höherer Lebewesen", vernünftig mit Sauerstoff umgehen zu können. Denn in unserem Organismus gibt es eine Reihe von Schutzmechanismen, die die entstandenen Freien Sauerstoff-Radikale blitzartig entschärfen und so ihre katastrophalen Aktionen verhindern. Dazu aber später.

Körpereigene Produktionsquellen von Freien Radikalen

Wir haben gesehen, dass unser Organismus in seiner Arbeit mit „produktionstechnisch" entstandenen Sauerstoff-Radikalen zu tun hat. Allerdings ist das nicht die einzige körpereigene Produktionsmöglichkeit für diese gefährlichen Stoffe.

Freie Radikale als aggressive Helfer unseres Immunsystems.

Unser Organismus kann Sauerstoff-Radikale nicht nur entschärfen, wenn es ihm nötig erscheint. Vielmehr hat er es geschafft, sich den Feind zum Freund zu machen und nutzt die Gefährlichkeit von Sauerstoff-Radikalen im Kampf gegen Eindringlinge! Ein Spiel mit dem Feuer!

Denn unser Immunsystem setzt gezielt Freie Radikale ein, um Eindringlinge, wie Viren und Bakterien, aber auch Krebszellen zu besiegen. Die wagemutigen Helden im Kampf um unsere Gesundheit sind die so genannten Phagozyten, die Fresszellen, zu denen – falls es Sie interessiert – die Granulozyten, Monozyten und Makrophagen gehören. Die Phagozyten vernichten unsere Gegner durch die so genannte Phagozytose. Nicht, dass ich nun beginnen möchte, Sie doch mit Fachchinesisch „zu erschlagen". Vielmehr finde ich es ganz wichtig, diese Wörter einmal in verständlichem Zusammenhang gehört zu haben.

Unsere Fresszellen, also die Helden unserer Geschichte, werden super angriffslustig, wenn Sie Eindringlinge aufspüren. Wie Riesenwale in alten Geschichten und Sagen, reißen sie ihr Maul auf und verschlucken die Eindringlinge mit „Haut und Haar". Und aus den alten Geschichten wissen wir auch, dass eine solche verschluckte Kreatur den Wal unter Umständen auch wieder als Ganzes und unversehrt verlassen hat, denken wir nur an Moby Dick. Aber so zahnlos sind unsere Helden nicht. Denn kaum haben sie die Eindringlinge verschluckt, schon beginnen sie diese zu bombardieren. Und zwar mit hochreaktiven Sauerstoff-Radikalen und NO-Gas, die sie bei Gefahr in Sekundenschnelle und in großen Mengen produzieren können. Der lebensbedrohliche Angriff Freier Radikaler trifft nun die Eindringlinge und zerstört diese. Es gibt für sie kein Entrinnen!

Problematisch wird dieser „Feind-Beschuss" für uns allerdings dann, wenn unser Körper unter einer dauerhaften, chronischen Problematik leidet. Dann kommt es nämlich zum „Dauer-Beschuss" und unser gesamter Körper hat mit einem stark vermehrten Aufkommen von Freien Radikalen zu tun. Dabei wird nicht nur der gesamte Organismus gefährdet. Auch die eigenen Abwehrzellen können zu Schaden kommen.

Neben der ungewollten Produktion im Sauerstoffwechsel und der bewussten Herstellung von Freien Radikalen bei der Phagozytose, gibt es noch eine Reihe anderer Einsatzgebiete für Freie Radikale in unserem Körper. So wird ihre Reaktionsfreudigkeit zum Beispiel zur Beschleunigung biochemischer Reaktionen eingesetzt.

Paradoxon Sauerstoff

Wer Sport treibt, viel Spazieren geht, sich häufig im Freien aufhält, seine Haut mit Sauerstoff-Behandlungen aktiviert und Sauerstoff inhaliert, tut sich etwas Gutes. Stimmt! Aber denken Sie daran: Je mehr Sauerstoff aufgenommen wird, desto häufiger kommt es auch zu Fehlproduktionen, also zur Entstehung von Sauerstoff-Radikalen (auch als Singulett-Sauerstoff bekannt). Wer viel Sauerstoff aufnimmt, ist auch verstärkt dem Angriff Freier Radikaler ausgesetzt!

Zusammenfassend lässt sich sagen: Unser „Normalfall Luxus" hat dazu geführt, dass die körpereigene Produktion von Freien Radikalen stark überhöht ist. Denken wir nur an die vielen chronischen Erkrankungen, die in diesem Zusammenhang eingenommenen Medikamente, an Stress und die vielen fehlgeleiteten Systeme, die alle die Entstehung Freier Radikaler begünstigen. Die Aufnahme Freier Radikaler aus unserer Umwelt ist dabei noch nicht einmal berücksichtigt.

Freie Radikale – der Preis für eine moderne Welt

Kommen wir zu der Zweideutigkeit unseres Titels. Freie Radikale sind natürliche Voraussetzung für die Entwicklung hoch entwickelten Lebens. So weit so gut. Versteht man unter „hoch entwickelt" aber nicht *unsere* Milliarden Jahre alte Entwicklungsgeschichte, sondern unseren „modernen Alltag", so erkennen Sie wahrscheinlich schnell die Zweideutigkeit. Denn der Preis für moderne Produktionsmethoden, Mobilität und vieles mehr, ist die immer weiter steigende Belastung der Umwelt. Mit Stoffen, die unseren Körper unter anderem durch Freie Radikale stark belasten.

Das beginnt mit hohen Ozonwerten (auch Ozon ist eine aggressive Sauerstoff-Verbindung), mit Schwermetallen und anderen Schadstoffen in Luft, Wasser und Nährstoffen, die unseren Körper ebenfalls mit Freien

Radikalen überhäufen. Und endet – nicht – mit der ständig steigenden UV-Strahlung.

Anhand dieser schier unendlich fortzuführenden Liste kann man leicht erkennen, dass die Belastung mit Freien Radikalen heutzutage deutlich über dem liegt, was in unserem Organismus unter normalen Bedingungen abzuwehren wäre. Die Folge: auch das perfekteste Abwehrsystem kann diese Flut nicht aufhalten. Die Gefahr, durch den Angriff Freier Radikaler zu erkranken, steigt immens.

Der unspezifische Angriff macht sie so gefährlich

Es ist die Vielfalt der Angriffsflächen, die Phänomene wie Übersäuerung und Schadstoffbelastung, aber auch oxidativen Stress so gefährlich macht. Denn ausnahmslos alle Grundsubstanzen, aus denen unser Körper besteht sind betroffen.

Greifen Freie Radikale, egal wo und warum sie entstanden sind, unsere Zellmembran an, zerstören sie deren Sperrschicht und Filterfunktion. Gefährliche Stoffe können ungehindert in die Zelle eindringen. „Beste Vorraussetzung" dafür, dass die Zelle mutiert oder abstirbt.

Treffen Freie Radikale auf Zellkern oder DNS kann es zur Veränderung der Gene kommen. Mit der Folge, dass Erbanlagen geschädigt oder verändert werden.

Eine weitere der vielen möglichen Folgen ist die Störung von Nervenleitungen, die Ausfallerscheinungen im Gehirn, in Organen und Muskeln mit sich bringen kann.

Unser Körper besteht aus ungefähr 100.000.000.000.000 (10^{14} = 100 Billiarden) Einzelzellen. Eine Zahl, die allerdings im Vergleich zur Schuldenlast der USA zugegebenermaßen durchaus überschaubar scheint! An welcher Zelle ein Schaden entsteht und welcher Teil der Zelle betroffen ist, das kann nur unser Organismus selbst mit seinen Schutz-Mechanismen feststellen. Deshalb ist es so wichtig, den Körper in seinen Selbstschutz-Systemen zu unterstützen.

Freie Radikale – und noch mehr Unheil

Eine der wichtigsten und erstaunlichsten Erkenntnisse im Zusammenhang mit Freien Radikalen ist ihr Einfluss auf Herz-Kreislauf-Erkrankungen. Denn sozusagen „auf Umwegen" lösen sie Arteriosklerose aus, und zwar auch bei Personen, die für diese Art von Erkrankungen eigentlich gar nicht prädestiniert sind, wie z.B. Sportler! Folgen können z.B. Herzinfarkt oder Schlaganfall sein.

Die hohe Sauerstoff-Aufnahme bei Sport oder Bewegung an der „frischen Luft" verstärkt ebenfalls die Entstehung von Freien Radikalen!

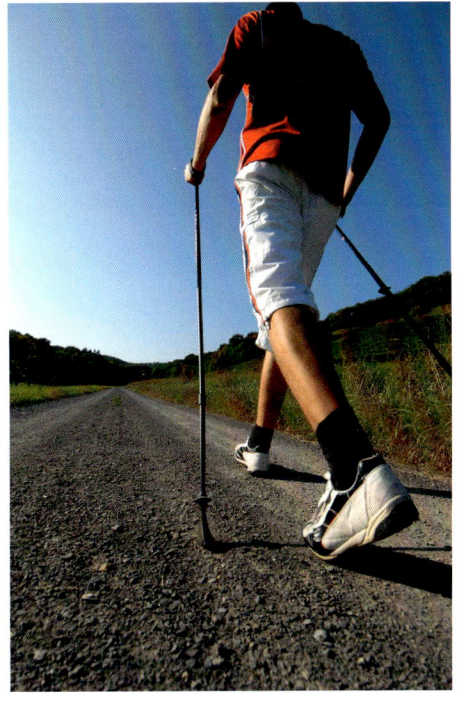

Verantwortlich für dieses Phänomen ist die so genannte Lipidperoxidation. In den ersten Kapiteln haben wir davon gesprochen, wie wichtig eine ausreichende Versorgung mit guten Fetten für ein funktionierendes System ist. Um die Zellen mit Fetten zu versorgen, werden diese mit dem Blut an die Zellen herangebracht. Dort werden sie von Botenstoffen (der wichtigste dieser Botenstoffe ist **Carnitin**) erkannt und zur Energiegewinnung ins Zellinnere eingelassen. Stoßen diese Fette (z.B. Cholesterin) auf ihrem Weg durch die Adern aber auf ein wild gewordenes Sauerstoff-Radikal, verändert sie das in ihrer Struktur so stark (oxidierte Fettsäuren), dass der Botenstoff das Cholesterin nicht mehr als solches identifizieren kann. Der Einlass ins Zellinnere wird verwehrt!

Das veränderte Cholesterinteilchen wird nun von unserem Immunsystem als gefährlich eingestuft, von Makrophagen angegriffen und „verschluckt". Mit dem Ziel den gefährlichen Angreifer zu vernichten. Leider funktioniert das meist nicht: Die Makrophage kann das Cholesterin nicht verdauen und es kommt zu einer so genannten „Überladung" der Makrophage mit Cholesterin.

Als Folge schwellen die Makrophagen immer weiter an und werden zu so genannten Schaumzellen. Diese lagern sich an den Gefäßwänden ab und beginnen das Gefäß zu verstopfen. Von den vorhandenen Schaumzellen werden weitere Makrophagen angelockt, die ebenfalls zu Schaumzellen mutieren und das Gefäß an dieser Stelle immer enger werden lassen. Eine arteriosklerotische Veränderung (Stenose) an dieser Stelle des Gefäßes ist entstanden.

Krankheiten, die durch oxidativen Stress ausgelöst oder verschlimmert werden können.

Wer nun die Hintergründe einer solchen Belastung kennt, wird sich nicht wundern, wie lang und umfassend die Liste der Erkrankungen ist, die daraus erwachsen können:
- ✓ Vorzeitiges Altern
- ✓ Arteriosklerose
- ✓ Asthma
- ✓ Diabetes
- ✓ Allergien
- ✓ Lungenerkrankungen
- ✓ Autoimmunerkrankungen (immer mehr Erkrankungen werden als Autoimmunerkrankungen identifiziert)
- ✓ Multiple Sklerose
- ✓ Immunschwäche
- ✓ Augenerkrankungen
- ✓ Lungenerkrankungen
- ✓ Neurologische Störungen
- ✓ Rheumatische Beschwerden
- ✓ Krebs
- ✓ Hautprobleme und – erkrankungen
- ✓ Schlaganfall
- ✓ Herzinfarkt

Nährstoffe, die den Körper bei oxidativem Stress stärken.

Natürlich ist auch eine vernünftige Zufuhr der Vitamine A, C und E wichtig. Mit vernünftig meine ich zum Einen die Menge und zum Anderen die Lieferanten. Denn es macht wenig Sinn – und hier muss man allen Gegnern von Nahrungsergänzungsmitteln und vitaminisierten Lebensmitteln zustimmen

– über ACE-Saft oder billige (und ich meine da wirklich billig wie Sie wissen – auch wenn die Produkte dann meist gar nicht so billig verkauft werden) Vitaminpillen.

Allerdings „entschärfen" diese antioxidativ wirksamen Vitamine Freie Radikale im Körper sozusagen zwanghaft. Will sagen: Jedes angetroffene Freie Radikal wird entschärft. Eine nicht ganz ungefährliche Maßnahme. Denn wir wissen ja mittlerweile, dass Freie Radikale im Körper durchaus auch gewollt sind und für wichtige Aufgaben zur Verfügung stehen. Besser sind da natürliche Rohstoffe, die unsere körpereigenen antioxidativen Systeme mit Nährstoffen versorgen und so ihre Kapazitäten erhöhen. Denn es ist wieder einmal unser Körper selbst, der allein entscheiden kann, welches Freie Radikal gefährlich und welches notwendig ist.

Einen häufig zitierten Ansatzpunkt gibt der so genannte ORAC-Wert (Oxygen Radical Absorbance Capacity – Messung der antioxidativen Kapazität eines Stoffes). Allerdings variieren die gemachten Angaben sehr stark und der Wert sagt wenig über die Aktivierung körpereigener Systeme aus, sondern ist eher ein technisch messbarer Faktor. Im Übrigen scheint mir an antioxidativen Nährstoffen besonders wichtig, dass sie auch sonst entscheidende Aufgaben in unserem System zu verrichten haben.

Die unter den oben beschriebenen Aspekten wichtigsten Antioxidantien – natürlich wieder mal ohne Anspruch auf Vollständigkeit – sind:
Alpha-Liponsäure, bestimmte B-Vitamine, Carotinoide (am besten aus Dunaliella salina), Q10, Curcumin, Glutathion, Granatapfel, Heilpilze (Maitake, Reishi und Shiitake), OPC, Quercetin, Resveratrol und Sulforaphan (aus Brokkoli). Weitere Infos zu diesen Nährstoffen finden Sie in der alphabetischen Auflistung im letzten Teil des Buches.

Nitrosativer Stress

NO-Gas – gefährliches Werkzeug für lebenswichtige Aufgaben.
Ja richtig, NO-Gas ist Stickstoffmonoxid, also auch ein Freies Radikal mit Sauerstoff-Beteiligung. Ein Gas, das unsichtbar und giftig ist. Und auch dieses gefährliche „Werkzeug", ein weiteres vom Körper selbst produziertes Freies Radikal, nutzt unser Organismus als wichtigen Botenstoff. Denn NO-Gas hat im Körper eine Reihe von Aufgaben.

Stickstoffmonoxid
- ✓ wirkt entspannend auf die glatte Gefäßmuskulatur und senkt so zum Beispiel den Blutdruck. Gefäße sind mit einer dünnen Schicht, dem Endothel ausgekleidet, dessen Zellen NO-Gas produzieren. So kann – im Zusammenspiel mit vielen anderen Stoffen - eine optimale Anspannung der Gefäße gewährleistet werden. Voraussetzung ist allerdings, dass in unserem Naturschutzgebiet Mensch zumindest ein wenig Ordnung herrscht. Also: Ist die Produktion von NO-Gas behindert, kann dies Bluthochdruck auslösen. Nitro-Sprays, die bei Herz- und Lungenproblemen eingesetzt werden, basieren auf diesem System. Sie enthalten Stickstoffmonoxid (in Form chemischer Verbindungen), das über das Spray direkt an die verengten Gefäße gelangt und diese entspannt.
- ✓ hemmt die Oxidation von LDL-Cholesterin und die Anheftung von Leukozyten auf Endothelzellen (Schaumzellen). Wir hatten dieses Phänomen als Auslöser von Arteriosklerose bereits besprochen.
- ✓ behindert die Bildung von Blutgerinnseln, wirkt antithrombotisch. Also wie Blutverdünner!
- ✓ ist sozusagen das „Kampfgas" der Makrophagen gegen Erreger und entartete Zellen.
- ✓ wird im Gehirn als Botenstoff eingesetzt.
- ✓ ist in der Zelle für die Bildung des so genannten Apoptose-Enzyms mit verantwortlich. Ist eine Zelle unheilbar erkrankt, bildet sie dieses Enzym, um Selbstmord (Apoptose) zu begehen.
- ✓ hat zu guter Letzt noch eine Aufgabe, die man wahrscheinlich in diesem Zusammenhang zuerst einmal nicht erwarten würde. Es ist mitverantwortlich für die Erektion des Mannes. Durch die Freisetzung von

NO-Gas in den Gefäßen des Penis, werden diese stark geweitet, der vermehrte Zufluss von Blut führt zu einer Vergrößerung der Schwellkörper. Dieses Prinzip nutzt übrigens auch Viagra!

Nitrosativer Stress – Überproduktion als Hilferuf

Wie wir gesehen haben, ist das Freie Radikal Stickstoffmonoxid für unseren Organismus trotz seiner Gefährlichkeit in vielen Belangen von großer Wichtigkeit. Schwere Verschiebungen im Naturschutzgebiet Mensch allerdings können dazu führen, dass dieses Gas an bestimmten Stellen des Körpers in zu hohem Maße produziert wird. Eine solche Überproduktion wird dann als nitrosativer Stress bezeichnet.

Nun ist NO-Gas sehr empfindlich und hat nur eine sehr kurze „Lebensdauer". Deshalb muss es immer genau an *der* Stelle produziert werden, wo es benötigt wird. Haben wir nun Stellen im Körper, an denen aufgrund einer Entzündung oder anderer NO-Fresser, besonders große Mengen dieses giftigen Gases produziert werden, kommt es im gesamten Körper zum so genannten „nitrosativen Stress". Und dieser ist der Tatsache geschuldet, dass Stoffe zur Entschärfung von NO-Gas aus dem gesamten Körper abgezogen werden müssen, um am Ort des Geschehens das giftige Gas abzubinden.

Und nun kommt unser genialer Organismus ins Spiel: bei nitrosativem Stress wird die Produktion von NO-Gas an anderen Stellen des Körpers reduziert. Unser Körper kennt schließlich die Giftigkeit des nützlichen aber gefährlichen Gases. Die Folge: Nitrosativer Stress (also eigentlich eine falsche Verteilung von NO-Gas) führt – wie es eben in Naturschutzgebieten so ist - zu einem Teufelskreis von Fehlsteuerungen, die auf Dauer schwerwiegende Erkrankungen auslösen können.

Typische Auslöser für nitrosativen Stress:
✓ Infektionen, die durch Viren, Bakterien, Pilze oder Parasiten ausgelöst werden.
✓ Instabilität der Halswirbelsäule. Aufgrund der Struktur des ersten und zweiten Halswirbels, die nicht über eine Bandscheibe abgepuffert werden, kommt es sehr leicht zu einem so genannten HWS-Syndrom (durch Sturz aufs Steißbein, häufiger Kopfball bei Fußballern uvm.).

Fachleute gehen davon aus, dass ein Großteil der Bevölkerung an einem mehr oder minder ausgeprägten HWS-Syndrom leidet.

- ✓ Belastung mit Schwermetallen und anderen Schadstoffen
- ✓ Chronische Erkrankungen
- ✓ Histamin-Ausschüttung - Histamin fördert die Ausschüttung von NO-Gas und umgekehrt!
- ✓ Einnahme von Medikamenten (Antibiotika, Statine, Potenzmittel, Nitrospray und blutdrucksenkende Herzmittel)

Gesundheitliche Folgen von nitrosativem Stress

- ✓ Nervenschäden, Schwindel, Depressionen, Kopfschmerzen
- ✓ Eingeschränkte Energieproduktion in den Zellen
- ✓ Übersäuerung, oxidativer Stress
- ✓ Erhöhte Cholesterinspiegel
- ✓ Ausprägung von Allergien und Autoimmunerkrankungen
- ✓ Erhöhtes Risiko für Gefäßerkrankungen und Bluthochdruck
- ✓ Auswirkungen (fehlende Entspannung) auf die glatte Muskulatur z.B. im Magen-Darm-Trakt (Darmmotilität), dem Mageneingang (Ösophagus-Insuffizienz –saures Aufstoßen) und der Gebärmutter
- ✓ Impotenz
- ✓ Fibromyalgie
- ✓ Neurodermitis und andere Hauterkrankungen
- ✓ Nitrosativer Stress kann den so genannten intrazellulären (in der Zelle befindlichen) Calciumspiegel ansteigen lassen. Dies hat nichts mit der Calciumversorgung an sich zu tun. Vielmehr befindet sich im Zellinneren nur eine sehr geringe Menge an Calcium, die für den Informationsstrom zwischen den Zellen verantwortlich ist.
  Nitrosativer Stress weitet die Kanäle für die Zuführung von Calcium ins Zellinnere und kann so unterschiedliche Probleme, wie Nervenschäden oder Bluthochdruck auslösen. Vielleicht haben Sie schon einmal etwas von so genannten Calcium-Antagonisten (Antagonist ist die Bezeichnung für „Gegenspieler") gehört. Sie werden bei Bluthochdruck eingesetzt. Solche Wirkstoffe sind z.B. Nifedipin, Verapamil und Diltiazem. Diese stellen die Calcium führenden Kanäle wieder eng!
- ✓ Neurologische sowie psychische Funktionsstörungen - unter anderem im Zusammenhang mit Borreliose.

Notstromaggregat Glucosestoffwechsel

Eine wichtige Folge von nitrosativem – aber auch oxidativem Stress – kann eine Veränderung in der körpereigenen Energieproduktion sein. Um diese Zusammenhänge zu verstehen, müssen wir uns zuerst einmal mit grundsätzlichen Informationen versorgen. Und die sehen so aus:

Unser Körper produziert also in den Zellen Energie. Der größte Teil der Energie wird wie beschrieben unter Verwendung von Sauerstoff in den Mitochondrien (Sauerstoffwechsel - man nennt diese Form „aerob") hergestellt. Eine kleinere Menge wird ohne Sauerstoff (also „anaerob") durch den so genannten Glucosestoffwechsel im Zytoplasma (Raum in der Zelle, aber nicht in den Mitochondrien) produziert.

Die beiden Stoffwechselformen unterscheiden sich grundlegend:

Während der Sauerstoffwechsel hoch effizient aber – wie besprochen – ein hochgefährliches Unterfangen ist, wird über den Glucosestoffwechsel deutlich weniger Energie produziert – der Verzicht auf Sauerstoff macht ihn aber vergleichsweise ungefährlich. Als eine Art Notaggregat kann der Glucosestoffwechsel aber zum Beispiel im Fall von Sauerstoff-Mangel gute Dienste leisten. Steht also nicht genügend Sauerstoff zur Verfügung schaltet der Organismus mehr und mehr auf Glucosestoffwechsel um. Als Folge leidet unser Naturschutzgebiet Mensch unter ganzheitlichem Energiemangel, der wiederum Krankheiten Vorschub leistet.

Abfallstoff beim Glucosestoffwechsel (einer Art Vergärung der Nährstoffe) ist nicht wie beim Sauerstoffwechsel Wasser und Kohlendioxid (also H_2O und CO_2), sondern Milchsäure (Laktat). Milchsäure, die sich in den Muskeln ablagert, und für eine starke **Übersäuerung** sorgt. So wird über Laktattests bei Sportlern der Trainingsstatus – also die Versorgung mit Sauerstoff – getestet.

Energieproduktion auf dem dauernden körpereigenen Prüfstand

Renommierte Naturwissenschaftler gehen davon aus, dass Zellen bei oxidativem oder nitrosativem Stress von Sauerstoffwechsel auf Glucosestoffwechsel umschalten, um sich vor einer weiteren Überflutung mit den giftigen Radikalen zu schützen. Schaltet eine Zelle komplett auf Glucosestoffwechsel um (Krebszellen scheinen dies zu tun), kommt es zu einer fatalen Fehlschaltung. Dann kann nämlich das Apoptose-Enzym zur Einleitung des Zell-Selbstmordes nicht mehr gebildet werden. Dieses Enzym bildet eine Zelle normalerweise automatisch, wenn sie entartet und nicht mehr reparabel ist. Tut eine Zelle das nicht mehr, beginnt sie, sich unkontrolliert zu vermehren. Das langfristige Umschalten einer Zelle von Sauerstoff- auf Glucosestoffwechsel kann also für unseren Organismus unabsehbare und fatale Folgen haben.

Kleine Auslöser – große Wirkung

Obwohl es zunächst einmal unverständlich erscheint, lösen auch kurzfristige Fehlsteuerungen durch oxidativen und nitrosativen Stress so umfassende Fehlsteuerungen aus, dass ohne intensive Regulierung eine Art Dominoeffekt entsteht. Ein Dominoeffekt, der wie üblich im Naturschutzgebiet zu schwerwiegenden gesundheitlichen Problemen führen kann.

Diese Nährstoffe stärken unsere Systeme bei nitrosativem Stress: Alpha-Liponsäure, Carnitin, Carotinoide (am besten aus Dunaliella salina), Q10, Curcumin, Glutathion, Selen, Taurin, und die Vitamine B12, B2, B3 und Folsäure. Weitere Infos zu diesen Nährstoffen finden Sie in der alphabetischen Auflistung im letzten Teil des Buches.

Darm in Not

Der Tod liegt im Darm – vielleicht. Dann liegt dort auf jeden Fall auch das Leben!

„Der Tod liegt im Darm", so wird immer wieder Paracelsus zitiert. Sie haben mich ja in den letzten Kapiteln schon ein bisschen kennengelernt. Ich bin Optimist und Kämpfer. Und ich mag keine Angstmache! Da sind mir Lösungen schon lieber!

Aber es ist natürlich Fakt, dass unser Darm von ausschlaggebender Bedeutung für unsere Gesundheit ist. Fakt ist leider auch, dass unser Darm unser Naturschutzgebiet durchfließt wie ein großer Strom, in den wir – wir sind es ja nicht anders gewohnt – allen möglichen Müll hineingießen. Müll, der zum Teil ins Naturschutzgebiet hinein „sickert" zum anderen Teil die Lebewesen im Fluss bedroht und das Flussbett vergiftet.

Und tatsächlich gelangen all die wunderbaren Lebensmittel, Medikamente und Getränke, die wir uns bisher angesehen haben, über den Mund in unseren Körper und landen irgendwann im Darm. Meist schlecht aufbereitet: weil sie unvollständig zerkaut und im Magen schlecht verarbeitet wurden. Auch das haben wir uns in den letzten Kapiteln ja schon reichlich angesehen.

Und so ist es auch nicht sehr verwunderlich, dass die häufigste Krebsart der Darmkrebs ist, Verstopfung bei 20-30% der über 60-Jährigen ein Problem, und die Zahl derer, die schon in jungen Jahren mit Bauchspeicheldrüsen-Problemen, Reizdarm, Morbus Crohn oder Colitis Ulcerosa zu kämpfen haben, ständig steigt.

Unser Darm: Anlage zur Rohstoffgewinnung und Reststoffverwertung in einem

Nach Verlassen des Magens durch den Magenpförtner (Sie erinnern sich) beginnt die lange Reise des Speisebreis. Auf seinem Weg durch unseren ca. 6 Meter langen Darm wird er wie auf einem Fließband immer weitertransportiert. Dafür sorgen wellenförmige Darmbewegungen, die so genannte Darmperistaltik.

Die Länge unseres Darms kann man dann auch als Beweis dafür ansehen, dass wir so genannte Allesfresser sind – und das scheint die Nahrungsmittelindustrie wohl das ein oder andere Mal zu wörtlich zu nehmen. Aber Scherz beiseite: Aufgrund der benötigten Verdauungszeit haben Fleischfresser ein Größenverhältnis (Darmlänge zu Körperlänge) von ca. 3:1, während Allesfresser mit einem Verhältnis von 6:1 und Pflanzenfresser sogar mit 24:1 aufwarten können.

Zurück zu unserem Speisebrei: Zusammen mit Enzymen und Verdauungsflüssigkeiten (z.B. Gallenflüssigkeit) sorgen jetzt Milliarden von kleinen Helferchen, den Darmbakterien zuerst einmal dafür, dass die enthaltenen Nährstoffe endgültig so stark verkleinert und umgewandelt werden, dass sie durch die Darmwand des Dünndarms ins Blut aufgenommen werden können.

Und damit hier eine besonders hohe Aufnahmekapazität entsteht, hat sich die Natur wieder einmal etwas Besonderes einfallen lassen. Die als Darmzotten ausgebildete Schleimhaut bildet nämlich eine Art Berg- und Talbahn. Dadurch wird die Fläche, über die Nährstoffe resorbiert werden können, stark vergrößert. Denn die Wegstrecke von A nach B ist natürlich viel länger, wenn wir sie über einen hohen Berg statt geradewegs zurücklegen müssen. Ökonomisch und platzsparend – einfach nur genial!

Mit der Aufnahme der Nährstoffe, wird aber gleichzeitig recycelt. Denn täglich produziert unser Körper ca. 7 Liter Verdauungssäfte (Speichel, Gallenflüssigkeit und verschiedene andere Sekrete z.B. aus der Bauchspeicheldrüse) aus wertvollen Inhaltsstoffen. Und die werden nicht etwa der Ausscheidung zugeführt, sondern über die Dünndarmwand wieder unserem Organismus zugeführt. Die Verwertung von „Sekundärrohstoffen", wie unsere Fachleute es nennen würden, ist also nicht neu – und schon gar nicht die Idee unserer Industrie-Giganten!

Der an den Dünndarm anschließende Dickdarm ist der letzte Bereich des Darms. Hier werden Reststoffe, die vom Körper nicht resorbiert werden konnten, so aufbereitet, dass sie später in optimaler Weise über den After wieder ausgeschieden werden können.

Zu diesen Reststoffen gehören unter anderem die so genannten Ballaststoffe, die ihren Namen übrigens zu einer Zeit erhielten, als man noch nicht wusste, wofür sie gut sind. Man hielt sie für reinen Ballast. Allerdings haben sie im Darm wichtige Aufgaben. Denn sie sorgen dafür, dass der Speisebrei nicht verhärtet und so problemlos wieder ausgeschieden werden kann.

Neben diesen verdauungsfördernden Eigenschaften sind die meisten von ihnen cholesterinsenkend. Auch ein genialer Mechanismus übrigens: Denn Ballaststoffe saugen sich mit Flüssigkeiten voll, u.a. auch mit Gallensäure. Und dieser „Verlust" von Gallensäure regt die Leber an, neue Gallensäure zu produzieren. Weil nun aber Gallensäure aus Cholesterin hergestellt wird, fällt der Cholesterinspiegel im Blut.
Sehen Sie, das geht auch ohne unsere wunderbaren Medikamente! Einfach mit ballaststoffreicher Ernährung! Und dazu noch ganz ohne Nebenwirkungen. Unglaublich! Diese Lebensmittel enthalten viele Ballaststoffe: Obst, Gemüse, Kleie, Vollkornmehl (besonders aus Roggen).

Okay, zurück zum Thema. Die Reststoffe gelangen in den Dickdarm, dort wird ihnen noch Wasser entzogen. Und dann werden alle nicht verwertbaren Reste ausgeschieden. Geniales System – eigentlich!

Sabotage und Abnutzungserscheinungen in der Präzisionsanlage Darm

Ja, unsere Darmlänge hat es gezeigt: wir sind Allesfresser. Das bedeutet aber natürlich nur, dass unsere Systeme sowohl zur Verwertung pflanzlicher als auch tierischer Nahrung ausgelegt sind. Und unser Darm ist zwar eine Präzisionsanlage, aber trotzdem nicht besonders empfindlich. Denn auf natürliche Sabotage-Akte durch Bakterien, Viren oder andere Erreger ist unser Verdauungstrakt sehr gut vorbereitet, wie wir wissen.

Kommen die Angriffe aber aus Bereichen, in den wieder mal Luxus zum Normalfall wurde, gerät selbst das perfekteste System ins Wanken. Und so kann auch unser Darm die dauerhafte Aufnahme veränderter Lebensmittel, Zusatzstoffe, Medikamente, Alkohol, Kaffee und Zucker in großen Mengen nicht schadlos überstehen.
Schlechte Angewohnheiten wie ungenügendes Kauen, zu wenig trinken, spätes Essen kommen dazu - unser Alter tut ein Übriges.

Die Folgen einer solchen Überforderung:
- ✓ Es kommt zu Resorptionsstörungen im Dünndarm, weil die Filter der Schleimhäute „verklebt" sind.
- ✓ Die Darmflora ist gestört, weil das Gleichgewicht zwischen den Darmbakterien verschoben ist.
- ✓ Ablagerungen an den Darmwänden führen zur langfristigen Verunreinigung mit Schadstoffen.

Das Präzisions-System Darm ist in seinen Festen erschüttert! Die Aufbereitung und Resorption von Nährstoffen ist gestört, so sind nicht nur Darmprobleme und –erkrankungen, sondern auch viele ganzheitliche Probleme die Folge. Circa 70% aller Abwehrzellen werden im Darm gebildet. Und so leidet auch die Schlagkraft des Immunsystems in erheblichem Maße!
Deshalb ist eines der Ziele einer ganzheitlichen Gesundheitshygiene die regelmäßige Unterstützung des Darms.

Darmsanierung – hat nichts mit Abbrucharbeiten zu tun!

Gerade bei Darmsanierungen wird immer wieder die „destruktiven Abrissbirne" statt einer schonenden Restaurierung eingesetzt. Neben allerhand Arzneimitteln, die natürlich nicht die Ursache, sondern nur die Symptome verbessern, findet man immer häufiger recht „brutale" Mittelchen und Kuren zur Darmreinigung, die vielleicht in speziellen Fällen, dann aber nur in Händen eines erfahrenen Therapeuten, sinnvoll scheinen.
Mit der regelmäßigen Zuführung von Stoffen, die das Gleichgewicht im Präzisionssystem Darm erhalten oder wieder herstellen, können wir unseren Organismus stattdessen auf milde Weise unterstützen und seine Eigenleistung möglichst wieder herstellen oder zumindest verbessern. In einer Art „Renaturierung"!

Was unseren Darm so alles aus dem Gleichgewicht bringen kann

Es gibt eine Reihe von Einflüssen, die unseren Darm im wahrsten Sinne aus dem Gleichgewicht bringen können. Hier die wichtigsten Beispiele:
- ✓ Die meisten Medikamente haben nicht gerade einen positiven Einfluss auf unsere Verdauungsorgane. Einige davon haben wir uns ja schon angesehen. Grundsätzlich lässt sich sagen, dass jeder der regelmäßig

Medikamente nimmt, auch regelmäßig „renaturieren" muss. Besonders schwerwiegend aber ist die Einnahme von Antibiotika, die nicht nur die gefährlichen, sondern auch die lebensnotwendigen Bakterien abtöten.

Eine Darmsanierung nach einer Antibiotika-Einnahme ist unerlässlich. Sonst werden Sie Ihren Arzt vielleicht bald öfter treffen als Ihren eigenen Ehepartner. Und das ist – zumindest in den meisten Fällen – ja wohl nicht wünschenswert! Einige Arzneimittel können auch Verstopfungen auslösen, das sind vor allem Beruhigungsmittel, Schlafmittel, Medikamente gegen Sodbrennen, Diuretika, Blutdruck senkende Präparate und das Hustenmittel Codein, das übrigens zu den Opiaten gehört! Und dann wären da noch die Eisenpräparate, die – wie wir Mütter wissen (denn alle Schwangeren bekommen Eisenpräparate) – meist die Eisenwerte nicht verbessern, stattdessen aber eine ordentliche Verstopfung auslösen können!

✓ Falsche Ernährung, spätes Essen, mangelhaftes Kauen, zuwenig Trinken
✓ Älterwerden. Ja, daran ist man zwar nur bedingt selbst schuld, aber alte Produktions- und Filteranlagen funktionieren leider nicht mehr so gut wie neue!
✓ Intensiver „Genuss" von Alkohol, Kaffee, Nikotin, Zucker und vielen anderen Leckereien, die uns Allesfressern die Nahrungsmittelindustrie zur Verfügung stellt.
✓ Stress. Ja, das ist auch ein interessantes Thema! Haben Sie schon einmal den Begriff „Darmhirn" (oder „fachmännisch" auch ENS-Enterisches Nervensystem) gehört? Eine wichtige Sache: denn unser gesamter Verdauungstrakt ist von einem komplexen hochempfindlichen Nervensystem durchzogen, das z.B. für die Darmmotilität (Bewegung) verantwortlich ist. Wie alle anderen Nerven reagiert dieses System extrem auf Stress und unsere Psyche. Ein großer Teil des vom Körper produzierten, ausgleichenden Hormons Serotonin (kann aus der Aminosäure Tryptophan hergestellt werden) wird nach Ansicht von Wissenschaftlern nicht im Hirn, sondern im Darm benötigt.

Die Folgen werden schon gerne mal übersehen.

Probleme mit dem Darm gehören zu den Krankheiten, die auch gerne mal übersehen werden. Vielleicht liegt das daran, dass das Thema bei uns Menschen – übrigens ganz anders als bei anderen Säugetieren – nicht gerade zum guten Ton gehört. Was immer dieser gute Ton ist! Wem aber der Erhalt des eigenen Naturschutzgebietes wichtig ist, der sollte auf Veränderungen achten. Das lohnt sich. Denn meist bringt frühzeitige, gezielte Zufuhr unterstützender Nährstoffe unseren Darm schnell wieder ins Gleichgewicht. Mehr oder weniger ernstzunehmende Erkrankungen unseres Darms können sein:

✓ Blähungen, Druckgefühl, Verstopfung oder Durchfall, die manchmal im Wechsel auftauchen. Auslöser können Reizdarm, ein Ungleichgewicht in der Darmflora oder/und eine Störung der Darmmotilität (Darmbewegung) sein. Denken Sie dann auch an nitrosativen Stress als Auslöser!

✓ Resorptionsstörungen, Nährstoff-Intoleranzen (z.B. Lactose- oder Fructose-Intoleranz).

✓ Ablagerung an den Darmwänden durch schlecht verdaute bzw. nicht resorbierte Eiweiß-Rückstände, die sich in den Darmschlingen festsetzen, können dort vor sich „hingammeln" und dabei die Darmflora stören und die Durchlässigkeit der Darmwand beeinträchtigen).

✓ Leaky Gut (englisch für „durchlässiger Darm"). Bei dieser Störung gelangen Stoffe (z.B. Gase, Erreger, Bakterien, Schadstoffe) aus dem Darm, die hier durchaus üblich und unschädlich sind, durch die geschädigte Darmwand ins Blut. Die Folge sind ganzheitliche Störungen wie Allergien, Autoimmunerkrankungen uvm. Eine Erkrankung, die augenscheinlich massiv im Vormarsch ist. Sie kann durch Entzündungen, veränderte Nährstoffe oder ein dauerhaftes Ungleichgewicht der Darmflora ausgelöst werden.

✓ Besiedlung mit Parasiten, Bakterien, Viren und Pilzen.

✓ Entzündliche Erkrankungen wie Morbus Crohn und Colitis ulcerosa.

✓ Darmverschlüsse und Darmkrebs.

„Na dann wollen wir mal hineinschauen"

Ein Satz, der mich schon immer bei Gynäkologen fasziniert hat. Naja, wir Menschen neigen nun einmal dazu, immer alles genau ansehen und wissen zu wollen. Und das ist noch nicht einmal eine moderne Eigenschaft, sondern eher entwicklungsgeschichtlich zu erklären. Denn durch Neugierde kann man ja auch lernen, wie man in vielen Berichten über unsere Vorfahren die Affen bewundern kann.

Meist ist diese Neugierde gut und kann uns helfen. Manchmal ist sie aber leider ein bisschen übertrieben. Und so verhält es sich auch mit den Untersuchungen innerer Organe. Schon mehr oder weniger geringe Symptome werden dann schnell zum Anlass für eine Magen- oder Darmspiegelung oder gar eine Untersuchung mit einem Herzkatheter. Und das ist oft nicht nur nützlich. Ich denke, Sie verstehen mich richtig: nichts gegen diese Untersuchungsmethoden, wenn sich ihr Einsatz in einem vernünftigen Rahmen bewegt.

Aber zurück zu unserem Darm. Speziell bei Darmspiegelungen muss der Darm komplett geleert werden. Wenn Sie zu den Betroffenen gehören, können Sie diesen Hinweis sicher nachvollziehen! Eine komplette Leerung des Darms führt aber auch schnell zu einem Ungleichgewicht der Darmflora. Deshalb sollte man nach solchen Eingriffen unbedingt an eine Sanierung denken!

Werksschutz für das Präzisionssystem Darm.
Es gibt einige Nährstoffe, die die natürlichen Funktionen unseres Darms unterstützen und Belastungen schonend beheben.
Eine regelmäßige Anwendung der im Folgenden aufgeführten Stoffe ist durchaus empfehlenswert, um reibungslose „Produktionsabläufe" zu gewährleisten und das System Darm wirksam zu schützen.
Es sind: Aloe vera, Betaglucan, Glutamin, Grapefruitflavonoide, Papain, Phosphatidylcholin, Tryptophan, Boswellia serrata und bestimmte probiotische Bakterien. Weitere Infos zu diesen Nährstoffen finden Sie in der alphabetischen Auflistung im letzten Teil des Buches.

Kapitel 5
Gesundheitliche Folgen und Wege, sich selbst zu helfen

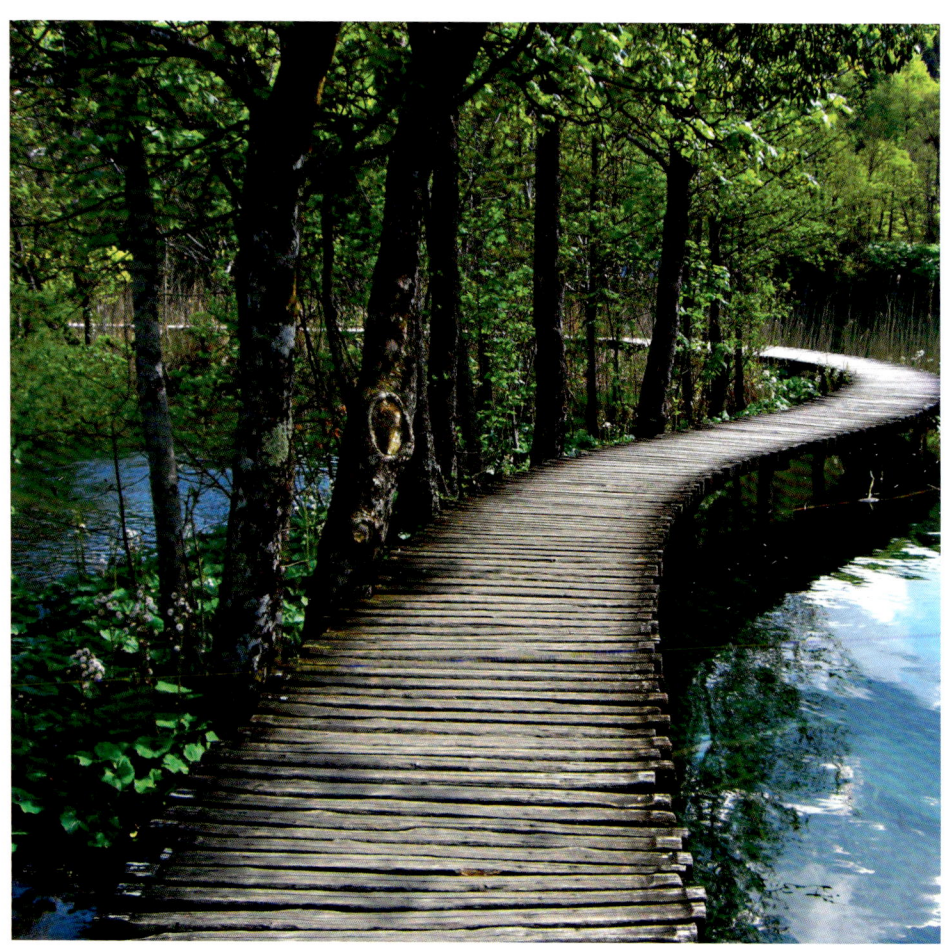

Kapitel 5
Gesundheitliche Folgen und Wege, sich selbst zu helfen.

Ich hoffe, ich konnte Ihnen in den letzten Kapiteln durchgängig aufzeigen, wie sehr unsere Lebensumstände unsere Gesundheit belasten. Und wir haben ja auch bereits über eine Reihe von Erkrankungen gesprochen, die als Langzeitfolgen dieser Umstände auftreten können.

Neue Krankheiten werden entdeckt oder definiert. So wird heute, was früher als Zappelphilipp bezeichnet wurde, unter dem Begriff ADHS zum Teil mit schwerwiegenden Medikamenten behandelt. Und auch über Ursachen und Auslöser erfahren wir immer wieder neue Tatsachen, die wiederum in unterschiedlichen Fakultäten durchaus sehr gegensätzlich aussehen können.

Und so werde ich mich auf einige der wichtigsten Erkrankungen beschränken und mich hier *den* Informationen anschließen, die mir am plausibelsten sind und meiner Philosophie am nächsten stehen. Auch hier bitte ich um Ihr Verständnis.

Allergien / Autoimmunerkrankungen

Um die Wichtigkeit von Allergien in der heutigen Zeit bewerten zu können, hier ein paar Zahlen: ca. 30% aller Deutschen leiden unter Allergien, davon rund eine Million Kinder. Die Zahl der Allergiker hat sich in den letzten drei Jahrzehnten verdreifacht. Die Kosten für das Gesundheitssystem sind immens.

Wer sich mit den Inhalten dieses Buches beschäftigt hat, wird sich wohl über die wachsende Zahl von Allergien nicht gerade wundern. Denn Allergien entstehen durch ein Ungleichgewicht im Immunsystem. Und dass unser Immunsystem bei dieser Fülle von Herausforderungen irgendwann „ins Schleudern" kommt, ist mehr als normal.

Allergische Reaktionen sind eine typische Form von Abwehrreaktionen gegen Eindringlinge. Läuft bei Heuschnupfen die Nase, niesen wir und tränen die Augen, so ist dies nichts anderes als der Versuch, Schadstoffe aus Nase und Augen zu entfernen. Bei Asthma versucht unser Körper durch Kontraktion

(Zusammenziehen) der Bronchien und Husten vermeintliche Angreifer herauszuschleudern. Wässrige und eitrige Pusteln auf der Haut sollen Eindringlinge ausschwemmen, ähnlich wie wenn wir uns einen Schliffer gezogen haben. Oh, ich glaube, das heißt nicht überall Schliffer, manchmal wohl auch Spreißel oder Splitter. Also Sie wissen schon. Wenn z.B. ein kleines Stück Holz sich tief in den Finger gebohrt hat – Aua!

Stützpunkte der „Task-Force"
Gebildet werden die verantwortlichen Abwehrzellen im Knochenmark und gelangen von dort aus in Ihre Stützpunkte:
- ✓ Die Thymusdrüse
- ✓ Milz und Knochmark
- ✓ Lymphknoten
- ✓ Mandeln und Blinddarm
- ✓ Darm

Sie sehen schon, dass wir in den letzten Jahrzehnten recht schlampig mit diesen Stützpunkten umgegangen sind. Denn bis vor wenigen Jahren wurden Mandeln und Blinddarm ohne große Not schon mal schnell entfernt. Heute lässt man hier meist größere Vorsicht walten. Auch die Entfernung von Lymphknoten im Bereich von Krebsgeschwulsten gilt heute nicht mehr als sinnvoll. Für viele Betroffene leider ziemlich spät.

Und dazu noch eine ganz persönliche Geschichte
Meine Tochter Annou, die heute 23 Jahre alt ist und selbst Mutter wird, hatte – seit sie ein kleines Mädchen war – immer mit geschwollenen und eitrigen Mandeln zu tun. Und zwar in so heftiger Form, dass wir trotz aller Bedenken mehrfach über eine Entfernung der Mandeln nachdachten.
Früh entwickelte sich bei ihr auch eine Allergie - offenbar gegen irgendwelche Pollen - und diese verschlimmerte sich mit den Jahren immer weiter. 2010 quälte sie sich dann während des gesamten Frühjahrs und Sommers mit Asthma und Heuschnupfen, die Mandeln waren dick geschwollen und zu all dem gesellte sich eine häufig auftretende Übelkeit, die von der Schulmedizin als nervöse Magenschleimhaut diagnostiziert wurde.

Natürlich war in ihrer Kindheit nicht mit Antibiotika gespart worden. „Wollen Sie wirklich, dass ihr Kind einen Herzfehler bekommt?" hatte mich damals der „naturheilkundliche" Kinderarzt (so bezeichnete er sich wirklich) gefragt. Nein, wollte ich nicht, sondern entschloss mich schweren Herzens für die Antibiotika. Später dann eine Reihe von Impfungen, ohne die Annous Highschool-Jahr in USA nicht möglich gewesen wäre und - zu guter Letzt – die Pille.

Auch der Einsatz von Nahrungsergänzungsmitteln allein brachte nur kurzzeitig Hilfe! Im Frühjahr 2011 entschlossen wir uns dann kurz vor der nun scheinbar unumgänglichen Mandel-OP Dr. Uwe Spohr zu konsultieren, der sich nach der bioenergetischen Untersuchung von Annou erschrocken zeigte. Schwere Bauchspeicheldrüsenentzündung auf zellulärer Ebene mit starker bakterieller und viraler Besiedlung, die – scheinbar von der Pille ausgelöst – in den zahlreichen Blutuntersuchungen nicht nachweisbar war (sie bekam als Medikation Pantoprazol!) und starke Besiedlung der Mandeln mit vielfältigen Erregern, vor allem Herpes!

Ein paar Wochen und einige Behandlungen später war der Spuk vorbei! Die Mandeln haben sich auf normale Größe zurück entwickelt, die Bauchspeicheldrüse ist in Ordnung und – die Allergie ist schon 2011 nicht mehr ausgebrochen. Wie weg geblasen! Für uns alle unvorstellbar.

Nun wird Annou alle paar Monate von Dr. Spohr durchgecheckt und versorgt sich regelmäßig mit den passenden Nahrungsergänzungsmitteln. Ihre Werte sind „im grünen Bereich", ihre Blutwerte perfekt. Ich möchte mir gar nicht vorstellen, was die Flut von Erregern ausgelöst hätte, die bei einer Mandel OP Annous ohnehin geschwächten Körper überschwemmt hätten.

Schwächung bzw. Ungleichgewicht des Immunsystems
Zurück zu den Fakten. Um die Zusammenhänge besser verstehen zu können, sehen wir uns einmal den für Allergien wichtigsten Bereich genauer an. Es handelt sich nämlich dabei um weiße Blutkörper, auch T-Zellen oder T-Lymphozyten genannt. Von denen gibt es mehrere Gruppen. Für uns wichtig sind hier die Suppressor (auch regulatorische) T-Zellen und die Killerzellen (ja, die heißen wirklich so).

Die Killerzellen gehören zu den ganz Wilden und attackieren Angreifer, die bestimmte Kriterien erfüllen, ohne Wenn und Aber – wehe, wenn sie losgelassen. Die Kontrolle über diese Killerzellen haben die Suppressorzellen, die entscheiden, ob die Killerzellen angreifen dürfen oder nach getaner „Arbeit" wieder zurückgepfiffen werden. Und nur im perfekten Gleichgewicht sind die beiden wirklich zu gebrauchen. Wir kennen das Spiel ja!

- ✓ Mangelt es uns an Killerzellen, dann sind wir gegen Angriffe von außen schlecht geschützt.
- ✓ Mangelt es uns an Suppressorzellen, bekommen wir Allergien oder Autoimmunerkrankungen, aber dazu gleich mehr.

Entstehung neuer Stoffe und Stoffgruppen

Uns Menschen und unsere entwicklungsgeschichtlichen Vorfahren gibt es nun seit ein paar Millionen Jahren. Und so lang hatte auch unser Immunsystem Zeit, zwischen Gut und Böse zu unterscheiden. Und sich auch zu merken, wer für uns gut ist und wer uns nur Böses tut.

Das Immunsystem ist nämlich ein Erinnerungssystem. Von Erregern und eben allem, was als gefährlich erkannt wird, wird eine Art „Abdruck" erstellt und so kann unser System, wenn es denn intakt ist, sehr schnell und sicher entscheiden, wer bekämpft werden muss und wer in unser System eintreten darf. Dieses Erinnerungssystem geben wir teilweise von Generation zu Generation weiter und wir nutzen es für Impfungen.

Doch irgendwann änderten sich die Zeiten und immer neue Stoffe wurden in immer größeren Mengen auf unser Immunsystem „losgelassen". Denken wir nur an Arzneimittel, Zusatzstoffe, Kunststoffe und alle synthetischen Materialien, die in den letzten 50 Jahren entwickelt wurden, und unseren Organismus überfluten. Eine unvorstellbare Aufgabe für unser Immunsystem, das oft dieser Belastung nicht gewachsen ist und beginnt „wild um sich zu schießen". Dabei wird nicht nur auf tatsächliche Verbrecher geschossen, sondern auch auf Stoffe, die ähnlich aussehen oder vielleicht entsprechende Anhaftungen haben. Es sind Pollen, Pflanzenstoffe und vieles andere mehr. Stoffe, die nun eigentlich wirklich nicht zu den Bösen gehören.

Aufnahme in die Verbrecherkartei

Ja, unser Immunsystem hat auch so etwas wie eine Verbrecherkartei, in der alle Verbrecher genau verzeichnet sind – das beschriebene „Erinnerungssystem" unserer Abwehrzellen macht es möglich. Ist ein Stoff dann mal hier „registriert", gerät er immer wieder ins Visier der „Fahnder", auch wenn es sich um einen Justizirrtum handelt – die Allergie ist geboren! Leider gibt es offenbar eine ganze Reihe von Stoffen, die für unser Immunsystem eine Art Verbrechergesicht haben und zu den häufigsten Auslösern von Allergien führen.

Autoimmunerkrankungen – die Killerzellen geraten außer Rand und Band!

Neben Allergien werden auch so genannte Autoimmunerkrankungen durch ein Ungleichgewicht des Immunsystems ausgelöst. Dabei gehen die Killerzellen ein Stück weiter. Sie sind so „verwirrt", dass sie nun beginnen, körpereigene Zellen anzugreifen und zu zerstören. Auch hier fehlt der „Rückzugsbefehl" der Suppressorzellen. Die Zahl der Erkrankungen, die als Autoimmunerkrankungen identifiziert werden, wächst ständig. Dazu gehören unter anderem - nach dem derzeitigen Stand der Dinge - folgende Erkrankungen (zum Teil einige Formen davon):

✓ Kreisrunder Haarausfall
✓ Arthritis
✓ Arteriosklerose
✓ Colitis ulcerosa
✓ Diabetes Typ 1
✓ Fibromyalgie
✓ Gastritis
✓ Hashimoto
✓ Eingeschränkte Resorption von Vitamin B12 (Autoimmunerkrankung der Parietalzellen, die den Intrinsic Factor produzieren)
✓ Rheuma (rheumatoide Arthritis, rheumatisches Fieber)
✓ Morbus Basedow
✓ Morbus Bechterew
✓ Morbus Crohn
✓ Multiple Sklerose (MS)
✓ Polyneuropathie
✓ Psoriasis
✓ Lupus
✓ Vitiligo
✓ Zöliakie

Und wie gesagt, die Liste wird immer länger. Im Verdacht steht mittlerweile auch Alzheimer!

Es ist also kein Wunder, dass auch die Zahl der Autoimmunerkrankungen rasant ansteigt: Es gibt derzeit ca. 60 Autoimmun-Erkrankungen, die Zahl der Erkrankten in den Industrieländern, die übrigens hier deutlich höher liegt als in „weniger hoch entwickelten" Gegenden (wen wundert's), steigt ständig und dürfte sich derzeit auf ca. 5% der Bevölkerung belaufen. Eine vorsichtige Schätzung, wie ich glaube, denn bei vielen Betroffenen werden zwar Symptome behandelt, die Ursache aber meist nicht festgestellt.

Im Notfall das Immunsystem „zügeln"

Zur klassischen, schulmedizinischen Behandlung von schweren Allergien und Autoimmunerkrankungen gehört unter anderem der Einsatz von Cortison und anderen so genannten Immunsuppressiva, zu denen auch die Zytostatica gehören. Auf unterschiedliche Weise behindern sie die Aktivität des Immunsystems mit dem Ziel, seine zerstörerische Tätigkeit zu verringern. Neben anderen schwerwiegenden Nebenwirkungen führt dies aber leider zu einer allgemeinen Reduzierung der Abwehrkraft.

Von der Schulmedizin wird eine weitere Behandlungsmethode, die so genannte Hyposensibilisierung, angeboten. Ein recht langwieriger und aufwendiger Versuch, dem Immunsystem die ungeliebten Substanzen immer wieder in kleinen Häppchen unterzujubeln, damit es irgendwann doch merkt, dass der Typ mit dem Verbrechergesicht eigentlich gar kein Böser ist.

Histamin – unverzichtbar, aber zum Bösewicht gestempelt.

Ein weiterer schulmedizinischer Ansatz sind freiverkäufliche oder rezeptpflichtige Medikamente (Anti-Allergika), die die Freisetzung von Histamin einschränken bzw. die entsprechenden Rezeptoren blockieren.
Auch nicht ganz so unkritisch. Denn das Hormon Histamin hat in vielen Systemen wichtige Aufgaben zu verrichten.

Histamin wird nicht nur für Immunreaktionen benötigt, es ist auch an der Regulation der Magensäureproduktion, der Darmmotilität, an der Steuerung des Schlaf-Wach-Rhythmus (deshalb machen diese Medikamente müde) und an der Appetitkontrolle beteiligt. Histamin kann vom Körper aus der semiessentiellen (wird zum Teil selbst gebildet und zum Teil über Nährstoffe zugeführt) Aminosäure Histidin im Körper gebildet oder über Lebensmittel aufgenommen werden.

Besonders interessant: Histamin aktiviert die Ausschüttung von NO-Gas und umgekehrt: zu viel Stickstoffmonoxid aktiviert die Ausschüttung von Histamin. Wird zu viel und zu häufig Histamin ausgeschüttet, hat dies die vom nitrosativen Stress bekannten Auswirkungen, die natürlich auch Allergikern gut bekannt sein dürften:

✓ Herzklopfen, Herzrhythmusstörungen, Bluthochdruck
✓ Vermehrte Produktion von Magensäure (aber da haben wir ja was!)
✓ Reizdarm
✓ Bronchialspasmen (Verkrampfung), Asthma
✓ Juckreiz, Neurodermitis

Infolge dessen scheint es klar, warum auch die Zahl der Personen mit einer Histamin-Intoleranz immer weiter steigt. Denn wenn der Körper ohnehin selbst zuviel davon produziert, lassen zusätzliche Mengen, die wir über bestimmte Lebensmittel aufnehmen, das Fass schnell überlaufen!

Aber zurück zu den Arzneimitteln, die Histamin hemmen. Solche Anti-Allergika (u.a. der Wirkstoff Cetirizin), die immer mehr zum Verkaufsschlager werden (ist ja auch klar warum), sind schwere Geschütze, die wohl auch nicht gerade zum Ausgleich des aus den Angeln geratenen Systems beitragen dürften. Eine Vermutung, die sich durch die beschriebenen Nebenwirkungen zu erhärten scheint.

Es sind möglich: *Kopfschmerzen, Benommenheit, **Schläfrigkeit**, Mundtrockenheit, Müdigkeit. Unruhe, Schwindel, Kribbeln oder Taubheitsgefühl in den Händen und Füßen, Juckreiz, Hautausschlag, Schwäche, Unwohlsein, Übelkeit, Bauchschmerzen, Durchfall, Verdauungsstörungen, Überempfindlichkeitsreaktionen, Aggressivität, Verwirrtheit, Depression, Halluzinationen, Schlaflosigkeit, Krämpfe, Bewegungsstörungen, beschleunigter Herzschlag, Veränderungen in den Leberwerten, Nesselsucht, Schwellungen, **Gewichtszunahme**. Schwere allergische Reaktionen wie plötzlich auftretende Schwierigkeiten beim Atmen, Sprechen und Schlucken, Anschwellen der Lippen, des Gesichts und der Augen, Gelbfärbung der Haut und Augen, Blutgerinnungsstörung, Ohnmacht, veränderter Geschmack,*

Schwierigkeiten bei der Scharfstellung der Augen, verschwommenes Sehen, krampfhaftes Verdrehen der Augen, rote oder fleckige Hautausschläge, Bettnässen, Schmerzen und/oder Schwierigkeiten beim Wasserlassen.

Prächtige Aussichten für Allergiker, wie ich finde!

Bringen Sie Ruhe ins Irrenhaus „Immunsystem"

Die Wahnsinns-Fehlreaktionen, die unser Immunsystem bei diesen Erkrankungen vollführt, zeigen, wie verwirrt und von Grunde aus desolat die Situation in unserem Naturschutzgebiet Mensch sein muss. Hier finden wir Zusammenhänge mit allen besprochenen Belastungen und deshalb ist neben einer Notfall-Behandlung mit schulmedizinischen Maßnahmen unbedingt eine grundlegende „Restaurierung" des Systems empfehlenswert.

Gönnen Sie Ihrem Körper Nährstoffe, die ihn dabei unterstützen, sich selbst zu helfen. Und greifen Sie evtl. auf naturheilkundliche und energetische Maßnahmen zurück, die - von erfahrenen Therapeuten durchgeführt - hervorragende Erfolge zeitigen können, wie ich selbst am Beispiel meiner Tochter erfahren durfte.

Achtung beim Einsatz von Immunstimulantien.

In den letzten Kapiteln konnten wir erkennen, dass ein Ungleichgewicht im Immunsystem, wodurch immer es ausgelöst wurde, zu schweren gesundheitlichen Problemen führen kann. Wir haben auch erfahren, dass das Ungleichgewicht bei Phänomenen wie Allergien und Autoimmunerkrankungen sich immer zu Gunsten der Killerzellen und zu Lasten der Suppressorzellen darstellt.

Deshalb sollte man heutzutage mit so genannten Immunstiumulatien (z.B. Echinacea, Pelargonium, entsprechende homöopathische Wirkstoffe) vorsichtig sein. Sie waren durchaus empfehlenswert zu einer Zeit, in der Allergien und Autoimmunerkrankungen in einer nur verschwindend geringen Zahl der Bevölkerung vorkamen. Denn sie aktivieren die Produktion von Killerzellen und können – bei intaktem Immunsystem – kurzfristig durchaus hilfreich gegen Infekte sein.

In einer Zeit allerdings, in der jeder 3. eine bereits bestehende Allergie bzw. Autoimmunerkrankung hat und unklar ist, bei wem der Ausbruch einer solchen kurz bevorsteht, erscheint der Einsatz solcher Immunstiumulatien durchaus wie das Spiel mit dem Feuer. Denn mit der Vermehrung von

Killerzellen wird nicht zwangsläufig auch die Zahl der Suppressorzellen erhöht, wie wir gesehen haben. Das gefährliche Ungleichgewicht könnte sich weiter verschieben.

Lieber auf immunmodulierende Nährstoffe zurückgreifen.
Der Unterschied zwischen immun*stimulierenden* und immun*modulierenden* Stoffen ist oft nicht bekannt. Die beiden – durchaus unterschiedlich agierenden – Stoffgruppen werden auch in der Presse oft in einen großen Topf geworfen. Schade eigentlich!

Immunmodulatoren sind – im Gegensatz zu Immunstimulantien - keine Arzneimittel, sondern Nährstoffe, die die Produktion von Immunzellen in ihrer Gesamtheit unterstützen. So wird die Produktion **aller** Sorten von Immunzellen angeregt. Von Nährstoffen, die unser Körper seit jeher dazu benutzt. Einer der wichtigsten bekannten Immunmodulatoren ist Betaglucan, das als wichtiger wirksamer Bestandteil von Shiitake-Pilzen erstmals auffällig wurde und mittlerweile hervorragend erforscht ist.

Stark abgenutzt, aber immer noch wahr: Vorbeugen ist besser als Heilen
Am besten ist es natürlich vorzubeugen und seinen Körper regelmäßig mit Nährstoffen zu unterstützen, die die Entwicklung schwerwiegender Blockaden und Fehlsteuerungen verhindern helfen.

Arthrose, Arthritis
Circa 5 Millionen Deutsche haben Probleme mit den Gelenken. Betroffen sind viele ältere, aber auch immer mehr junge Menschen. Zu den Auslösern gehören
- ✓ schlechte Nährstoffversorgung (ich denke, dass ich darauf nicht noch einmal eingehen muss)
- ✓ zu wenig Bewegung, schlechte Haltung, starke körperliche Belastung
- ✓ Unfälle, zum Beispiel beim Sport
- ✓ angeborene Fehlstellungen, die durch mangelhaften Muskelaufbau schnell auf die „Knochen" gehen
- ✓ Belastungen, die wir unter dem Punkt „Unser ökologisches System ist gestört" ausgiebig besprochen haben
- ✓ altersbedingte Abnutzung

So vielfältig die Ursache, so ähnlich die Diagnose: Abnutzung in den Gelenken, der Wirbelsäule, Knorpelprobleme, Bandscheibenprobleme, Arthrose…

Wie kommt es zu einer schmerzhaften Gelenk-Abnutzung?

Jedes Gelenk bildet sich am Zusammentreffen zweier Knochen und ermöglicht dort eine bewegliche – also gelenkige – Verbindung. Natürlich muss sich zwischen zwei festen Elementen wie den Knochen ein Bereich ausbilden, der federt und gut geschmiert ist (wie eine Tür, die in den Angeln knarrt, wenn sie nicht gut geölt ist).

Für die Federung sorgt der Knorpel, für das Öl ist die Gelenksflüssigkeit, die so genannte Synovia verantwortlich, die von der Gelenkinnenhaut (Synovialis) gebildet wird. So kann in einem gesunden Gelenk der glatte und elastische Glasknorpel ideal gleiten!

Die Flüssigkeit erneuert sich ständig und transportiert die Nährstoffe zum Knorpel, denn er ist nicht direkt an den Blutkreislauf angeschlossen. Deshalb ist der Knorpel von einer guten Durchblutung des ihn umgebenden Gewebes stark abhängig. Sonst kann es schnell zu einer Mangelversorgung kommen.

„Magic Cocktail" zur freien Verfügung

Die „Schaun-wir-doch-mal-rein-Methode", also die Arthroskopie als Diagnosemöglichkeit, ist glücklicherweise heute weniger gebräuchlich, da bildgebende Methoden sie weitestgehend abgelöst haben.

Allerdings gibt es nur wenige Spezialisten und Naturheilkundler, die mit „aufbauenden Maßnahmen" an die Problematik herangehen. Vielmehr werden Arthrose und ähnliche Erkrankungen meist mit „Hammer-Arzneimitteln" bekämpft, die wieder einmal nicht die Ursachen, sondern ausschließlich die Symptome bekämpfen und mit einer Vielfalt schwerster Nebenwirkungen einhergehen. Dazu gehören zum Beispiel Substanzen wie: Diclofenac, Metamizol, Phenylbutazon, Acetylsulicylsäure, Ibuprofen und Naproxen, aber auch cortisonhaltige Präparate.

Ein kleiner Einblick in die Nebenwirkungen gefällig? Bitteschön:
Magen/Zwölffingerdarm-Geschwüre, Perforationen (Durchbrüche) oder Blutungen, Übelkeit, Erbrechen, Durchfall, Blähungen, Verstopfung, Verdauungsbeschwerden, abdominale Schmerzen, Teerstuhl, Bluterbrechen,

ulcerative Stomatitis, Magenschleimhautentzündung, Magen-Darm-Blutungen, Herzklopfen, Ödeme, Herzmuskelschwäche (Herzinsuffizienz), Herzinfarkt.

Störungen der Blutbildung, Fieber, Halsschmerzen, oberflächliche Wunden im Mund, grippeartige Beschwerden, starke Abgeschlagenheit, Nasenbluten und Hautblutungen, Kopfschmerzen, Schwindel, Benommenheit, Erregung, Reizbarkeit oder Müdigkeit, Störungen der Geschmacksempfindung, Gedächtnisstörungen, Desorientierung, Krämpfe, Sehstörungen, Tinnitus, vorübergehende Hörstörungen, Mundschleimhautentzündung, Zungenentzündung, Ösophagusläsionen (Schädigung der Speiseröhre), *Entzündung der Bauchspeicheldrüse*, Nierengewebsschädigungen, Haarausfall, schwere Hautreaktionen wie Hautausschlag mit Rötung und Blasenbildung, Lichtüberempfindlichkeit, kleinfleckige Hautblutungen, Hirnhautentzündung, Nackensteifigkeit, Schwellungen von Gesicht, Zunge und innerem Kehlkopf mit Einengung der Luftwege, Luftnot bis zum Asthmaanfall, Herzjagen, Blutdruckabfall bis zum bedrohlichen Schock, allergisch bedingte Entzündungen der Blutgefäße und der Lunge, Leberschäden. **Ein erhöhtes Risiko scheint für Patienten zu bestehen, die bereits an Autoimmunerkrankungen leiden** (Anmerkung der Autorin: Arthritis und Rheuma sind Autoimmunerkrankungen!)

Alles zu finden auf dem Beipackzettel von Diclofenac, das ebenfalls in geringer Dosierung mittlerweile rezeptfrei erhältlich ist! Supergünstig in der Apotheke zu haben!

Sie erinnern sich sicher, dass chronische Erkrankungen zur massiven Überbelastung mit Freien Radikalen und NO-Gas führen. Zusammen mit den zur Verfügung stehenden Medikamenten ein echter „Magic Cocktail" (so was gibt es in Cocktailbars wirklich – aber vermutlich mit anderen Zutaten).

Ersatzteile im Aufwind

Zugegeben, die Überschrift ist ein bisschen sarkastisch. Aber Sie wissen ja hoffentlich, wie ich das meine! Die Ultima Ratio ist oft das „neue Gelenk". Eine Möglichkeit, die natürlich in schwersten Fällen eine wahre Erlösung bedeutet. Oft aber unnötig gewesen wäre, hätte man rechtzeitig mit vorbeugenden Maßnahmen eingegriffen.

Reichen Sie Ihrem Körper die Hand – auch wenn die vielleicht gerade weh tut!

Es gibt eine Reihe von Maßnahmen, die man bei Problemen mit Gelenken und der Wirbelsäule ergreifen kann.

Sorgen Sie für ausreichend und schonende Bewegung. Die regt ihre körpereigenen Funktionen an. Und Sie wissen ja, was unser Körper alles kann, wenn wir ihn nur lassen.

Hier gibt es reichlich passende Informationen im Internet und tolle Bücher. Physiotherapeuten bieten oft gute Kurse mit Anregungen an, die man zu Hause umsetzen kann. Übrigens: Physiotherapeutische Behandlungen kann man auch mal selbst bezahlen, das muss nicht immer die Kasse machen. Wir geben so viel Geld für sinnlose Dinge aus. Investieren Sie auch einmal etwas in Ihren Körper - er ist der einzige den Sie haben!

Es gibt einige spezifische Nährstoffe, die Ihre Systeme in solch schweren Zeiten besonders brauchen. Die wichtigsten sind: Chondroitin, Glucosamin, Boswellia serrata, Cystein, Methionin und Hyaluronsäure. Weitere Infos zu diesen Nährstoffen finden Sie in der alphabetischen Auflistung im letzten Teil des Buches.

Die Bauchspeicheldrüse (Pankreas) – Probleme und Krankheiten

Nach Ansicht vieler wichtiger und für mich sehr glaubwürdiger Therapeuten stellen Probleme mit der Bauchspeicheldrüse einen deutlich größeren Teil an Erkrankungen dar, als üblicherweise angenommen wird.

Wir haben uns ja mit der Bauchspeicheldrüse im Zusammenhang mit Übersäuerung bzw. unserem Darm schon beschäftigt.

Die Bauchspeicheldrüse liegt quer im rechten Oberbauch und ist *das* Organ, das die eigentliche Verdauungsarbeit verrichtet. Denn *sie* bildet neben Natriumbicarbonat auch den größten Teil der Verdauungsenzyme, die Eiweiß, Fett und Kohlenhydrate spalten und besonders empfindlich auf saure pH-Werte reagieren. Sie können also ihre Aufgaben im sauren Milieu nur eingeschränkt oder gar nicht mehr wahrnehmen.

Die bekannteste Aufgabe der Bauchspeicheldrüse aber ist die Bildung des Hormons Insulin. Weniger bekannt: die Bauchspeicheldrüse bildet auch das

Gegenspieler-Hormon Glucagon, das als Fastenhormon bezeichnet wird und unsere Körperfunktionen auch bei schlechter Versorgung sicherstellt (holt z.B. Zucker- und Fettvorräte aus den Zellen).

Zentrales Organ stiefmütterlich behandelt.

Obwohl die Bauchspeicheldrüse also offenbar zentrale Aufgaben für eine uneingeschränkte Versorgung unseres Systems darstellt, wird sie meist sehr stiefmütterlich behandelt.

So werden Personen mit Problemen im Magen-Darm-Bereich auf alle möglichen Probleme hin untersucht und behandelt. Magenspiegelung, Darmspiegelung und Magensäureblocker sind an der Tagesordnung. Nur die Bauchspeicheldrüse kommt in den Untersuchungen meist nicht vor. Vielleicht weil das „Schaun-wir-mal-rein" Prinzip hier eher schwierig ist? Und auch Blutuntersuchungen geben meist nicht wirklich Aufschluss, oft erst, wenn das Kind schon in den Brunnen gefallen ist und die Produktionsstätte Bauchspeicheldrüse kurz vor dem „persönlichen Bankrott" steht.

Die Bauchspeicheldrüse – scheinbar beliebtes Angriffsziel

Wer die vielfältigen Aufgaben des Pankreas kennt, kann sich gut vorstellen, dass der tiefe Eingriff von Arzneimitteln in unsere Systeme, die ihn „schwer trifft". Bauchspeicheldrüsenentzündung (Pankreatitis) finden wir nämlich in der Liste der Nebenwirkungen bei vielen, sehr häufig eingesetzten Medikamenten, wie zum Beispiel: Anti-Baby-Pille, Magensäureblocker (wie Pantoprazol, Omeprazol), Schmerzmittel (wie Diclofenac, Ibuprofen). Auch einige Medikamente, die bei Diabetes Typ II eingesetzt werden (z. B. Exenatide und Liraglutid) stehen im Verdacht, eine Pankreatitis auslösen zu können. Ich würde sagen, das ist doch dann eher die Sache mit dem Bock und dem Gärtner!

Sieht man sich nun zusätzlich noch die Zahl der Erkrankungen des Verdauungssystems an und denkt man dann über die Verschiebungen in diesem System nach, so verwundert es nicht, dass das Pankreas weit häufiger von Problemen betroffen ist als angenommen. Und lange Zeit im Stillen „vor sich hin leidet".

Wer also seine Bauchspeicheldrüse „bei Laune" halten möchte, der sollte – neben der regelmäßigen beschriebenen Gesundheitshygiene -Folgendes beachten:

- ✓ Regelmäßige Entsäuerung
- ✓ Regelmäßige Pflege des Darms
- ✓ Ausreichende Zufuhr von Aminosäuren. Daraus werden nämlich die Verdauungsenzyme hergestellt.

Diabetes – Insulin wird knapp

Und nachdem wir uns die Bauchspeicheldrüse etwas näher angesehen haben und wie sie oft unbemerkt so vor sich hin leidet, kommen wir zu einer der neuen Volksseuchen (so würde wahrscheinlich die Zeitung mit den 4 großen Buchstaben schreiben), der Diabetes. Eine Erkrankung, bei der die Bauchspeicheldrüse uns mehr oder weniger endgültig die Freundschaft gekündigt hat. Ja, wer einen wichtigen Mitarbeiter so behandelt, muss sich über die Folgen nicht wundern!

Derzeit (und hier ändern sich die Zahlen wahrscheinlich schneller, als Sie dieses Buch lesen können) liegt die Zahl der Diabetes-Fälle in Deutschland bei ca. 8 Millionen. Und man kann davon ausgehen, dass die Dunkelziffer erheblich ist.
Diabetes-Erkrankungen werden in zwei grundlegend unterschiedliche Typen geteilt. Diabetes Typ 1 und Diabetes Typ 2.

Diabetes Typ 1 – die Insulin bildenden Zellen gehen zugrunde

Bei diesem Diabetes-Typ, der in Deutschland ca. 5% der Fälle ausmacht, sind die Insulin bildenden Zellen (Betazellen der Langerhansschen Inseln) in der Bauchspeicheldrüse zerstört. Ein kleiner Teil dieser Erkrankungen ist erblich bedingt. Beim größeren Teil handelt es sich – um eine Autoimmunerkrankung! Auch hier wächst die Rate der Neuerkrankungen jährlich um 3-5%.

Und wenn Sie mal mit Ihrem Wissen prahlen wollen – ist ja auch mal ganz nett: Die Bezeichnung Insulin entstand übrigens durch den Produktionsort – die Langerhansschen Inseln. „Insula" ist lateinisch und heißt „Insel".

Diabetes Typ 2 (Altersdiabetes) – dem Luxus geschuldet

Diabetes Typ 2 ist leider heutzutage keine Frage des Alters mehr. Zwar liegen die Zahlen bei uns älteren weit höher als bei jüngeren Personen. Aber gerade in der jüngeren Zielgruppe und sogar bei Kindern und Jugendlichen steigen die Zahlen in erschreckender Geschwindigkeit! Es gibt Vermutungen, dass auch dieser Diabetes-Typ häufiger auf entsprechender Veranlagung beruht. Auslöser ist aber letztlich - unser Normalfall Luxus!

Um die Entstehung von Diabetes Typ 2 zu verstehen, muss man wissen, dass das Hormon Insulin als Schlüsselstoff für den Transport von Glucose aus dem Blut in die Zellen verantwortlich ist. Steigt nämlich der Blutzuckerspiegel, so setzt die Bauchspeicheldrüse dieses Hormon frei. Es öffnet der Glucose den Weg in die Zelle, sie kann dort zu Energie umgebaut werden.

Nun führt unsere luxuriöse Ernährung leider zu einem Allzeithoch von Insulin – die Bauchspeicheldrüse macht Überstunden. Und die Überreizung mit Insulin macht die Zellen insulinresistent – sie reagieren nicht mehr vernünftig auf die Wirkung des Hormons. Also muss mehr Insulin her – und irgendwann gibt die Bauchspeicheldrüse auf – sie reduziert die Produktion von Insulin und irgendwann stellt sie sie komplett ein. Burnout!

Das heißt: typisch für eine beginnende Diabetes Typ 2 ist, dass zuerst der Insulin-Spiegel und später der Blutzucker-Spiegel steigt. Danach richtet sich auch die Medikation. Die Tabletten, die häufig bei den ersten Anzeichen eingesetzt werden, sollen unter anderem die Insulinresistenz reduzieren und so die Aufnahme von Glucose wieder verbessern. Das soll die Bauchspeicheldrüse entlasten, weil der Blutzucker wieder sinkt und sie weniger Insulin produzieren muss.

Eigentlich toll! Würden die Medikamente tatsächlich das Übel an der Wurzel packen und wären da nicht die Nebenwirkungen. Und wäre da nicht die mangelnde Aufklärung der betroffenen Personen, die oft nicht ihre Gewohnheiten ändern, sondern nur stolz berichten, dass es gar nicht so schlimm ist. Sie seien ja nicht insulinpflichtig! Eine trügerische Sicherheit.

Meist wird bei einer beginnenden Insulinresistenz der Wirkstoff Metformin eingesetzt. Unter den Nebenwirkungen finden wir wieder die „üblichen Verdächtigen" wie Übelkeit, Durchfall und Erbrechen. Besonders wichtig aber sind folgende Aspekte:

✓ Die Resorption von Vitamin B12 wird gestört!
✓ Die Einnahme von Metformin kann eine schleichende Übersäuerung des Blutes durch Laktat auslösen, was zum Koma führen oder sogar letal (schöner Ausdruck für tödlich!) enden kann.

Mangels entsprechender Aufklärung landen die meisten Patienten mit beginnender Diabetes irgendwann in der Insulinpflicht, das heißt sie müssen Insulin spritzen. Für den Rest ihres Lebens, wie es scheint. Doch dazu später mehr.

Was macht einen hohen Blutzuckerspiegel eigentlich so gefährlich?

Hat ein gesunder Mensch etwas Süßes oder viele Kohlenhydrate gegessen, sorgt Insulin dafür, dass der Zucker (oder besser gesagt die Glucose) schnell aus dem Blut verschwindet. Zuerst einmal bekommen die arbeitenden Zellen ihren Anteil ab, der Rest wird in Speicherzellen (z.B. in der Leber) untergebracht. Und natürlich weiß unser System sehr wohl, warum es das tut: Zucker im Blut ist gefährlich.

Denn eine zu hohe Menge Zucker im Blut hat unangenehme Folgen:
✓ In den Zellen befindet sich zuviel Sorbitol. Ja, Sie haben richtig gehört, das ist der „unbedenkliche" Süßstoff, den man in vielen Lebensmitteln findet (Sorbit). Eine zu hohe Menge von Sorbitol in den Zellen, führt zu einem gestörten Flüssigkeitsaustausch und damit zu einem Anschwellen und zuletzt zu einer Zerstörung der Zelle. Das kann bei Diabetikern Grauen Star auslösen und ist mit verantwortlich für Neuropathien (Nervenschädigungen).
✓ Zucker verklebt körpereigene Proteine (Eiweiß) und macht sie funktionsunfähig. Diese Proteine haben im Naturschutzgebiet Mensch unglaublich vielfältige und lebenswichtige Aufgaben, die meist auf zellulärer Ebene stattfinden. Eine Einschränkung ihrer Funktion hat deshalb unabsehbare ganzheitliche Folgen.
✓ Die wichtigste Nachricht aber: Ein hoher Blutzuckerspiegel führt zu hohem oxidativem und nitrosativem Stress, und dazu muss ich wohl nicht mehr viel sagen!

Alarmstufe „Rot" für Nervenzellen und rote Blutkörperchen (Erythrozyten)

Wir hatten vorher darüber gesprochen, dass der Einlass von Glucose in die Zellen durch Insulin geregelt wird. Da gibt es allerdings zwei Ausnahmen, und das sind die Nervenzellen und die roten Blutkörperchen. Die können Glucose auch aufnehmen, wenn kein Insulin im Blut ist. Und das kann ihren Untergang bedeuten. Die so genannte diabetische Polyneuropathie ist eine dieser Folgen. Dabei werden die Nerven an den Extremitäten (vor allem an den Füßen) so stark geschädigt, dass es zu einer völligen Gefühllosigkeit verbunden mit starken Dauerschmerzen kommen kann. Interessanterweise kann hier die Aufnahme von Alpha-Liponsäure gute Dienste zur Abhilfe schaffen!

Auch die roten Blutkörperchen lassen Glucose ein, ohne dass Insulin dazu benötigt wird. Und das nutzt man in der Medizin für den Nachweis von Diabetes. Die Glucose, die in die roten Blutkörperchen eingedrungen ist, haftet nämlich am roten Blutfarbstoff (Hämoglobin – Hb) an. Kurzzeitig dann, wenn der Glucose-Stoffwechsel gesund ist. Bei dauerhaft hohem Blutzuckerspiegel bildet dieser „Zuckerguss" eine feste Verbindung. Mit dem Messen des so genannten HbA1c-Wertes kann so ein Langzeitwert-Blutzuckerwert über ca. 3 Monate nachgewiesen werden, dies entspricht der Lebensdauer der Hämoglobin-Teilchen.

Die gesundheitlichen Folgen von Diabetes sind also ganzheitlich und bauen sich schleichend auf. Und so sind es eigentlich die Folgeschäden, die die Krankheit so gefährlich machen, das sind vor allem:

✓ Arteriosklerose, Gefäß- und Herzerkrankungen
✓ Augenkrankheiten
✓ Polyneuropathie

und alle Probleme, die damit zusammenhängen können. Zusammen mit dem hervorgerufenen oxidativen und nitrosativen Stress, sowie der Einnahme von Medikamenten ein ziemlich desaströser Teufelskreis!

Diabetes und Rauchen

Vielleicht ist auch Ihnen schon einmal folgender Fall untergekommen: Starker Raucher schafft es nach vielen Jahren mit dem Rauchen aufzuhören, erkrankt aber in der Folge an Diabetes Typ 2. Eine Geschichte, die mir in meiner Arbeit schon öfter zu Ohren gekommen ist und die sich in meinem engeren Umfeld bereits zweimal (bei Personen, die nicht miteinander verwandt sind) ereignet hat. Und bei genauerem Hinsehen scheint sich hier auch ein Zusammenhang aufzutun!

Ich möchte natürlich auf keinen Fall eine Lanze fürs Rauchen brechen. Ganz im Gegenteil! Aber auch ich habe vor vielen, vielen Jahren geraucht und empfand es als ein großes Glück, dass die beginnende Schwangerschaft mir einen absoluten Ekel vor dem Rauchen bescherte! So hatte ich leichtes Spiel!

Rauchen ist meiner Meinung nach nicht nur vollkommen irrsinnig, sondern bringt unsere Systeme auch in komplette Unordnung. Ich bewundere jeden, der aufhört zu rauchen. Und ich kann – als ehemals Betroffene – jedem nur empfehlen, gar nicht anzufangen. Denn Rauchen macht süchtig. Wie ich meine ein Leben lang, zumindest wenn man starker Raucher war!

Aber Nikotin hat auch eine Art positive Eigenschaft im Körper (wenn man das als solches bezeichnen möchte). Nikotin dockt nämlich an Rezeptoren des Botenstoffs Acetylcholin an und aktiviert damit die Freisetzung – ja von Insulin! Mangelt es an Nikotin, wird bei sonst gleicher Nährstoff-Ausstattung die Ausschüttung von Insulin reduziert, das Ungleichgewicht im Blutzucker-Regelkreis kommt in Gang! Und manchmal endet das wohl in Diabetes.

Wehret den Anfängen
Die Entstehung von Diabetes stellt eine schleichende Bedrohung dar. Wird sie zu spät erkannt, können durch den langfristig überhöhten Blutzuckerspiegel so schwere ganzheitliche Störungen entstanden sein, dass diese kaum oder schwer zu therapieren sind. Und die dann notwendige Einnahme von Medikamenten macht die Sache meist nicht wirklich besser, wie wir gesehen haben.
Symptome für eine beginnende oder ausgeprägte Diabetes können sein:
✓ Übermäßiger Durst
✓ Häufiges auch nächtliches Wasserlassen
✓ Abgeschlagenheit, Müdigkeit und Kraftlosigkeit
✓ Anfälligkeit für Infekte (vor allem auch Harnwegsinfekte, denn bei stark überhöhten Blutzuckerspiegeln wird Glucose über den Harn

ausgeschieden und diese Glucose kann eine bakterielle Besiedlung des Urins begünstigen).

✓ Kopfschmerzen, Schwindel, Übelkeit, Erbrechen

Diese Symptome müssen natürlich nicht mit einer Diabetes zusammenhängen. Tauchen Sie aber vermehrt und evtl. zusammen auf, sollte man schon mal seinen Blutzuckerspiegel messen lassen. Das ist schnell gemacht. Umso besser, wenn dann alles Okay ist!

Und noch eine eigene Geschichte

Ja, ich muss immer mal wieder aus dem Nähkästchen plaudern. Nicht etwa, weil ich unbedingt mein Inneres nach außen kehren will. Vielmehr, weil mir diese eigenen Geschichten besonders tiefen Einblick in die positiven aber auch negativen Praktiken unseres Gesundheitswesens gewähren. Und weil eigene Erfahrungen einen ja weniger als „Fachfrau", sondern mehr als Frau und Mutter treffen. Man verliert den Abstand und dann ist eine solche Erfahrung auch für die eigene Arbeit tiefe Lehre und gutes Anschauungsmaterial in Einem.

Die Geschichte (ich glaube, ich hatte weiter vorne schon kurz davon berichtet) handelt von meinem Mann, neben meinen Kindern der wichtigste Mensch in meinem Leben. Als wir uns kennenlernten war er Geschäftsführer in einem der damals größten, internationalen Pharma-Konzerne. Einer der jüngsten, die es damals gab. Wir waren ehrgeizig – lebten „schnell". Viel Arbeit, viel Stress, viele Reisen, relativ viel Alkohol, Rauchen – und wenig Privatsphäre prägten diese Zeit.

Mein Mann rauchte länger als ich und obwohl er meine Arbeit immer mit aller Kraft unterstützte und schätzte, war er für sich selbst – na sagen wir mal „recht beratungsresistent". Und vor ca. 2 Jahren kam es dann leider, wie es wohl kommen musste. Nach längerer Zeit gesundheitlicher Probleme, wurde er mit einem schweren Crash ins Krankenhaus eingeliefert. Ich muss, glaube ich, nicht schildern, dass ein 60-jähriger schwerkranker Mensch nicht gerade besonders schlagfertig und gepflegt im Krankenhaus eintrifft. Und tatsächlich trat nach der ersten Untersuchung in der Notaufnahme eine Schwester an mich heran: „Ihr Mann ist renitent! Er benötigt eine Blutkonserve und verweigert diese. Er möchte zuerst mit Ihnen sprechen!" Vor dieser Erfahrung bedeutete „Renitenz" eigentlich für mich etwas anderes! Aber so schnell ändern sich die Vorzeichen! Mitsprache ist in unserem Gesundheitssystem oft nicht gerade gefragt!

Und weiter geht es in der Geschichte. Neben einer ganzen Reihe von anderen gesundheitlichen Problemen wurde unter anderem ein Blutzuckerwert von 715 (ja Sie lesen richtig!) festgestellt. „Er ist eben ein ziemlich harter Brocken", meinte dazu mein Neffe, selbst ehemals Intensivmediziner. Das kann man wohl sagen! Nun, es wurde also Diabetes diagnostiziert. Die Erstversorgung war hervorragend!

Die Folgezeit im Krankenhaus – und das waren immerhin 2 Wochen - verbrachten wir unter anderem im Kampf mit einer jungen, fettleibigen und kurzatmigen Diätberaterin, die in ihren jungen Jahren selbst an Diabetes litt. Begleitet von der Empfehlung, ein paar Kilo abzunehmen, stellte sie einen Speiseplan für meinen Mann auf. Er, der Marmelade „nur alle Jubeljahre" isst und ohnehin kein Freund von Süßem ist, bekam morgens Mischbrot (kein Vollkornbrot) mit Diätmarmelade und Diätmargarine, statt Vollkornbrot mit Schinken oder Käse, was ihm eigentlich lieber gewesen wäre. Mittags ein gebundenes Süppchen, Braten mit Mehlschwitze und als Dessert eine Diät-Vanillecreme. Stieg der Blutzuckerspiegel nach diesen Mahlzeiten an – und wen wundert das wirklich – wurde „ein bisschen nachgespritzt". Kein Problem! Das schafft das richtige Bewusstsein!

Die mitgebrachten frischen Himbeeren, eine sehr wohl ausgewählte Nahrung bei der bestehenden Erkrankung, wurden mir als eine Art Mordanschlag auf meinen Mann ausgelegt. Und wir befanden uns wohlgemerkt nicht in einem Kleinstkrankenhaus auf dem Dorf, sondern in einer sehr renommierten und hochmodern ausgestatteten Großklinik.

Der Sinn der Veranstaltung wurde auch schnell klar. Die Insulinmenge für insulinpflichtige Diabetiker wird auf eine bestimmte Menge Broteinheiten festgelegt. Die muss der Diabetiker dann – wohl oder übel – auch aufnehmen, um nicht zu unterzuckern. Ansonsten wird mit Traubenzucker nachgeholfen. Unterzuckerung ist ja lebensgefährlich! Eigenes Verantwortungsbewusstsein wird hier dem Patienten ganz schnell abgewöhnt! Ich möchte nicht behaupten, dass dies immer so ist. In vielen Fällen scheint eine solche Vorgehensweise jedoch gängige Praxis zu sein!

Zu Hause angekommen, war mein Mann nun auf Metformin und eine Langzeitform von Insulin-Injektionen eingestellt. Auf die weiterführende Diätberatung mit der oben beschriebenen Dame haben wir – das muss ich gestehen – vorsichtshalber tatsächlich verzichtet!

Seitdem sind fast 2 Jahre vergangen. Seit ungefähr einem halben Jahr kann mein Mann auf das Spritzen von Insulin komplett verzichten, die Dosierung von Metformin wird derzeit mehr und mehr reduziert. Seine morgendlichen Werte liegen zwischen 68 und maximal 110 - wenn er sich sonntags mal ein Stückchen Kuchen gegönnt. Leider sind einige Spätfolgen geblieben – wir arbeiten daran.

Des Rätsels Lösung? Viel Bewegung, viel Trinken, eine ausgewogene Ernährung aus viel Gemüse, Fleisch oder Fisch in Maßen, viel guten Ölen und dazu gerne auch Kartoffeln! Kombiniert natürlich mit den passenden hoch dosierten Nährstoffen als Nahrungsergänzung.

Fügen Sie sich auf keinen Fall in das Schicksal „Diabetes".
Diabetes ist also offenbar kein Schicksal, das man als gegeben hinnehmen muss. Man kann Krankheiten auch als Aufforderung zum Kampf betrachten - zum Kampf um die eigene Gesundheit! Denn die so genannte Insulin-Resistenz ist reversibel (umkehrbar/heilbar) und auch die Bauchspeicheldrüse kann wohl die Insulinproduktion oft wieder aufnehmen, wenn man sie nur lässt!
Also lassen Sie es besser gar nicht soweit kommen. Wenn aber das Kind schon in den Brunnen gefallen ist, sollte man nicht auch noch einen Deckel auf den Brunnen legen, sondern das Kind herausholen! Lassen Sie Luxus Luxus bleiben und schützen Sie Ihren Körper regelmäßig vor Blockaden – wir sprachen davon.

Wichtige Nährstoffe bei Diabetes: **Alpha-Liponsäure, B-Vitamine, Carnitin, Carotinoide (am besten aus Dunaliella salina), Chrom, Q10, Curcumin, Glutathion, OPC, Quercetin, Selen, Taurin, Vitamin C, Zimt und Zink.** Weitere Infos zu diesen Nährstoffen finden Sie in der alphabetischen Auflistung im letzten Teil des Buches.

Die Haut – 2 m² Abschirmzone für unser Naturschutzgebiet Mensch

Unsere Haut hat eine ungeheure Vielfalt an Aufgaben, denn sie muss unsere Systeme nicht nur vor ungewollten Eindringlingen von außen schützen. Mit einem pH-Wert von 5,5 liegt ihr Milieu im sauren Bereich. Dieser Säureschutzmantel der Haut hat ähnlich wie der Magen mit seiner Magensäure die Aufgabe, eindringende Erreger abzutöten.

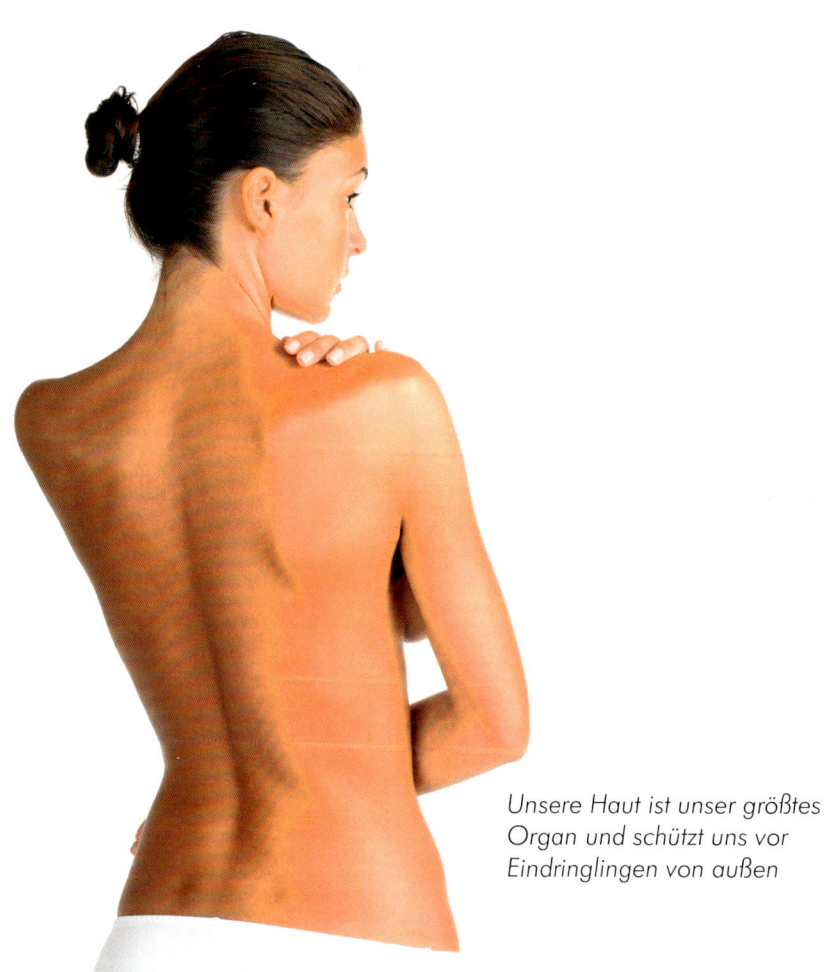

Unsere Haut ist unser größtes Organ und schützt uns vor Eindringlingen von außen

Die Haut ist also mit ihrer gesamten „Breitseite" allen Belastungen ausgesetzt, die vor allem über die Luft, aber zum Teil natürlich auch über das Wasser an uns herantreten: Schadstoffe, Bakterien, Viren, Pilze, UV-Strahlung, Kälte und Hitze. Und wem das noch nicht genügt: Sie ist dazu auch noch ausleitendes Organ und verantwortlich für den Temperaturausgleich. Säuren und Gifte, treffen also von außen und von innen auf unsere Haut, Überhitzung durch Entzündungen oder Fieber müssen den Körper schnellstmöglich verlassen – denn sonst droht Gefahr. Ein echter Tausendsassa, unsere Haut!

Unsere Haut ist unser größtes Organ – ausgestattet mit perfekten Abwehrmechanismen und eigentlich gar nicht so leicht aus dem Gleichgewicht zu bringen. Aber die vielfältigen Angriffe können auch sie schon mal „mürbe" machen.

Schwere Zeiten, wenn man von allen „angegiftet" wird.

Ja, tatsächlich hat es unsere Haut nicht leicht. Viele Hauterkrankungen und – probleme, wie Allergien, Neurodermitis, Akne, Krebserkrankungen und viele, viele mehr, sprechen da eine deutliche Sprache!

Hautprobleme gehören heute denn auch zu den häufigsten Erkrankungen, die wirklichen Auslöser bleiben meist ungeklärt. Egal, um welches Problem es sich also handelt, sind ganzheitliche Lösungen angesagt. Nur wenn unsere Systeme funktionieren, kann auch die Haut durchatmen. Lösungen nur von außen oder mit herkömmlichen Arzneimitteln helfen meist wenig und können – wieder einmal - nur Symptome, nicht aber die Auslöser beseitigen.

KosmetikerIn, ein verkannter Berufsstand

In diesem Zusammenhang möchte ich einmal einige Worte zum Berufsstand der KosmetikerInnen verlieren. Und für einige von Ihnen eine Lanze brechen. Es gibt in Deutschland ca. 40.000 KosmetikerInnen. Die Zahlen schwanken stark! Und viele dieser Haut-SpezialistInnen haben diese Bezeichnung nicht wirklich verdient. Sie kümmern sich ums Schminken, vielleicht ums „Pickeldrücken", nicht aber um ihre wichtigste Aufgabe: Der Haut die eigene Schönheit zu erhalten oder wiederzugeben. Denn nur, wenn die körpereigenen Systeme intakt sind, kann auch die Haut gesund – und natürlich schön – sein.

Ich arbeite seit vielen Jahren mit ganzheitlich tätigen Damen und Herren dieses Berufsstandes und durfte erkennen, dass sie hervorragende Kenntnisse besitzen und keineswegs nur zum „Schminken und Pickeldrücken" (obwohl sie das meist auch besonders gut können) taugen.

In jahre- oder jahrzehntelanger Praxis haben sie meist eine große Vielfalt von Problembildern gesehen. Ein sehr intensiver persönlicher Kontakt und viel Zeit fürs Zuhören eröffnen ihnen oft gesundheitliche und persönliche Hintergründe in der Geschichte ihrer Klienten, was letztlich zu einer ganzheitlichen Lösung führen kann. Mit einer ganzheitlichen Sanierung des Systems Mensch.

Hautprobleme als Alarmsignal verstehen

Sicher können Arzneimittel zum Auftragen oder Einnehmen die Spitzen bei Hauterkrankungen erst einmal nehmen und unangenehme Symptome lindern oder beseitigen. Und das ist auch gut so! Verstehen Sie aber Ihre Hautprobleme nicht nur als lästiges Übel – sondern als Alarmsignal eines mit sich im Unreinen befindlichen Naturschutzgebiets Mensch. Nur wenn ihre Systeme wieder – zumindest einigermaßen – intakt sind, werden auch ihre Hautprobleme langfristig verschwinden!

Wechseljahre, Hormonstörungen – die einzige Konstante im Hormonsystem der Frau ist der Wechsel!

Die wenigsten Frauen können von sich behaupten, dass sie zeit Ihres Lebens keine Probleme mit ihren Hormonen hatten. Das beginnt in jungen Jahren mit unregelmäßigen Regelblutungen, die schon mal von der Angst, schwanger zu sein, noch unregelmäßiger werden. Sie erinnern sich? Über Probleme vor den Tagen, vor und nach Geburten. Probleme, die bei vielen Frauen ihren gefühlten Höhepunkt in den Wechseljahren finden. Ja, das Glück, Mutter – statt Vater - werden zu können, möchte schon verdient sein!

Ausgelöst werden all diese Probleme durch Hormone. Und dabei spreche ich nicht nur von den Sexualhormonen. Denn Hormone kann man nur in ihrem Kontext bewerten, in ihrem Zusammenspiel, ähnlich wie im Küchenteam eines Kreuzfahrtschiffs. Fällt ein Koch – oder eben ein Hormon - aus oder bringt er nicht die gewohnte Leistung, kann das Team diesen Mangel durchaus eine gewisse Zeit lang verkraften und ganz oder nahezu ausgleichen. Auf Dauer geht das nicht!

Hormone – eingespieltes Team in Jahrmillionen langer Zusammenarbeit

Unser Naturschutzgebiet Mensch wird gesteuert von einer Vielzahl an Hormonen und hormonähnlichen Substanzen, die als Botenstoffe Abläufe koordinieren und so das Zusammenspiel aller Zellen und Systeme organisieren. Stoffe, die sich seit Jahrmillionen kennen, ihre Eigenarten, Aufgaben und Schwachstellen perfekt auf einander abgestimmt haben. Und auch die Sexualhormone, nämlich Östrogen, Progesteron und Testosteron (mit allen ihren Unterarten) sind nur ein Teil des riesigen Teams, in dem die Einzelleistung dem gemeinsamen Gelingen untergeordnet ist.

Unsere Geschlechtshormone gehören zu den so genannten Steroidhormonen, sind damit eng verwandt mit dem Stresshormon Cortisol und – man höre und staune - mit Vitamin D, das rein wissenschaftlich kein Vitamin, sondern ein Hormon ist.
Steroidhormone werden aus Cholesterin hergestellt – dieses Thema haben wir ganz zu Anfang schon angesprochen. Aber noch einmal zum Mitschreiben: Cholesterin ohne wirkliche Not senken, heißt auch, den Rohstoff für Sexualhormone abfischen, denen wir dann nachtrauern und sie durch Medikamente ersetzen!

Die Schiffsküche beim „Turmbau zu Babel"

Bleiben wir dem Vergleich des Hormonsystems mit dem perfekt eingespielten Team einer Kreuzfahrtküche treu, so müssen wir zu dem Schluss kommen, dass das – meist zumindest mengenmäßig eher willkürliche - Ersetzen körpereigener durch fremde (synthetische oder tierische) Hormone schlussendlich in einer Katastrophe enden muss.
Die neuen Köche, Küchenhilfen und Servicekräfte, die das Stammpersonal ersetzen, können sich nicht verständigen (synthetische und tierische Hormone werden vom Körper als Fremdkörper erkannt), weil sie nicht die gleiche Sprache sprechen, sie sind komplett andere Abläufe gewohnt! Vielleicht würde das nicht gleich zu einem Untergang des Schiffes, aber zumindest zum Untergang der Reederei führen, die auf Gäste in Zukunft verzichten müssten!

Sie erinnern sich an die Geschichte des Turmbaus zu Babel? Lesen Sie dort noch einmal nach – der Vergleich ist nämlich nicht ganz unbeabsichtigt! Aber nun zurück zu den Sexualhormonen!

Östrogendominanz

Im Mittelpunkt der nächsten Seiten wird also auch ein Hormon stehen, das zu den wichtigsten seiner Sorte gehört und in unserem System viele Schlüsselaufgaben hat: Das Östrogen. Neueste Studien gehen nämlich davon aus, dass eines der großen Probleme heute ein „Zuviel" an Östrogen ist.

„Ein ‚Zuviel' an Östrogen?", fragt man im ersten Moment erstaunt und denkt dabei an die vielen „Geschöpfe", die mit den Unbillen hormoneller Beschwerden zu kämpfen haben. Ja, ein „Zuviel" an Östrogen, denn der Schlüssel für viele dieser hormonellen Probleme liegt im „Zuwenig" des Östrogen-Gegenspielers, dem Progesteron, das auch als Gelbkörperhormon bezeichnet wird (warum werden wir gleich sehen).

Aber nun mal ganz von vorne:

Alle Steroidhormone kommen sowohl bei Männern als auch bei Frauen vor. Allerdings liegen sie dort in unterschiedlicher Gewichtung vor. Während Androgene, vor allem das Testosteron, bei Männern die Überhand haben, finden sich bei Frauen vor allem Östrogene und das Progesteron.

Der weibliche Zyklus – so sollte er aussehen.

Bleiben wir nun bei den „Damen der Schöpfung" und sehen uns die Aufgaben der beiden Hormone einmal genauer an:

Der beginnende Zyklus wird bei Frauen von Östrogen (genauer von Östradiol) geprägt. Es sorgt dafür, dass in den Eierstöcken Eizellen heranwachsen. Während des Eisprungs ist dann eines so groß, dass es die umgebende Hülle sprengt und in die Gebärmutter geschleudert wird. Dort, wo das reife Ei angesiedelt war, bleibt ein gelber Fleck zurück, der so genannte Gelbkörper (Corpus luteum). Und Sie ahnen es schon: An dieser Stelle wird das Gelbkörperhormon oder Progesteron gebildet.

Dieses Progesteron beherrscht mit seinen Aufgaben und Eigenschaften, die wir uns später ansehen wollen, die 2. Hälfte des Zyklus. So sollte der normale Zyklus aussehen.

Hoher Preis für Selbstbestimmung - Hormone

Sie ist eine der wichtigsten Erfindungen für die Selbstbestimmung und Emanzipation gewesen: die Pille (orale Kontrazepliva), die uns Frauen hilft, entscheiden zu können, von wem, wann und wie viele Kinder wir haben wollen. Circa 7 Millionen Frauen in Deutschland nehmen die Pille, circa 10% aller Frauen über 45 nutzen die sogenannte Hormonersatztherapie – nehmen also Hormonpräparate tierischer oder synthetischer Herkunft ein.

Leider sind vom Problem „Hormonpräparate" nicht nur *die* betroffen, die sie einnehmen. Denn die in diesen Präparaten enthaltenen Östrogene werden über den Urin teilweise wieder ausgeschieden und gelangen so ins Grundwasser. Der fatale Kreislauf beginnt: Über das Trinkwasser nehmen Frauen und Männer das Hormon direkt auf, aber auch Tiere (nicht nur Haustiere) sind betroffen, die uns wiederum als Nahrung dienen.

Weitere mögliche Östrogen-Lieferanten

Neben dieser – zugegeben äußerst günstigen – Möglichkeit, seinen Hormonspiegel „aufzupeppen", gibt es noch ein paar andere „Bezugsquellen", die wir – ohne darüber nachzudenken – reichlich nutzen.

Xeno-Östrogene in Kunststoffen und Pestiziden

Das wären zum Beispiel die so genannten Xeno-Östrogene. Das sind Östrogen-ähnliche Substanzen, die aus der Erdölchemie kommen und z.B. bei der Kunststoff-Verarbeitung freigesetzt werden.

Dazu gehören u.a. die Weichmacher, die in Kinderspielzeug, in Teppichen, Haushaltsreinigern, Anstrichen oder Wasserflaschen aus Kunststoff, aber auch in Verpackungen von Fertiglebensmitteln und Kunststoff-Behältern zum Frischhalten und Erhitzen von Lebensmitteln in der Mikrowelle (Achtung beim Erhitzen werden die Xeno-Östrogene vermehrt freigesetzt) vorkommen. Auch eine ganze Reihe von Pestiziden enthalten diese Xeno-Östrogene, die im menschlichen (und tierischen) Körper an den Östrogenrezeptoren andocken und teilweise stärker wirken als körpereigenes, echtes Östrogen.
Diese Stoffe nehmen wir leider nicht nur im direkten Kontakt, sondern natürlich auch über Trinkwasser und Nahrung zu uns. Ganz einfach!

Tierische Nährstoffe

Ausführlich diskutiert wird, ob bei der Tiermast tatsächlich Östrogene eingesetzt werden. An dieser Diskussion möchte ich mich nicht beteiligen. Allerdings kann man vor allem bei der mittlerweile längst gängigen Praxis der künstlichen Befruchtung von Mutter-Tieren davon ausgehen, dass der Zeitpunkt des Eisprungs über Hormone ausgelöst wird (so muss der Tierarzt nur einmal kommen, um eine ganze Reihe z.B. von Kühen zu besamen – das spart Geld!).

Selbst wenn man aber diese Art der Aufnahme von Östrogenen über Fleisch vernachlässigt, so nehmen natürlich auch Tiere (sogar biologisch gehaltene und Wildtiere – die sind trotzdem die bessere Lösung für unsere Ernährung) Östrogene aus dem Grundwasser etc. auf. Besonders im Fett dieser Tiere befinden sich dann Östrogene, die natürlich auch vor Männern nicht Halt machen. Übrigens: Auch Hopfen kann die typischen Probleme einer Östrogendominanz auslösen, denn er enthält östrogenähnliche Substanzen, die an Östrogenrezeptoren andocken. So können sich auch bei Männern eigentlich typisch weibliche Züge ausprägen. Biertrinker wissen vermutlich, was ich meine!

Medikamente

Ganz zu schweigen von der Gabe von Medikamenten, die künstliche Wechseljahrs-Hormone enthalten, greifen auch eine Reihe anderer Arzneimittel in den Hormonhaushalt ein und können dadurch – zusammen mit den genannten Faktoren – zu einer Östrogendominanz führen. Das sind u.a. Hormonspiralen, Diuretika, Magensäureblocker, Betablocker, synthetisches Cortison, Cholesterinsenker und Schilddrüsenmedikamente. Einige dieser Medikamente sind ja auch schon in anderem Zusammenhang aufgefallen – Sie haben es wirklich „faustdick hinter den Ohren".

Denken Sie an die Schiffsküche – zu viele Köche verderben den Brei

So kommen wir nun der Frage näher, wie es auch bei reduzierter Produktion von Sexualhormonen (wie in der Menopause) zu einer Östrogendominanz kommen kann. Ganz einfach, denn es kommt nicht auf die absolute Menge der Hormone, sondern auf ein ausgewogenes Gleichgewicht an. Würde nämlich das Personal auf unserem Kreuzfahrtschiff zu Lasten der Küchenhelfer reduziert werden, könnten die Köche aufgrund mangelnder

„Rohstofflage" nicht ausreichend Gerichte produzieren. Natürlich sind Frauen von einem „Zuviel" an Östrogen besonders betroffen, das Phänomen macht aber auch vor Männern nicht halt.

Stellt man die typischen Wirkungen von Östrogen, denen von Progesteron gegenüber, so werden viele von Ihnen sich schnell im Östrogen-Überschuss- und Progesteron-Mangelbereich wiederfinden.

„Zuviel" an Östrogen	Progesteron gleicht aus
Wasser wird im Gewebe eingelagert (Ödeme).	Aktiviert die Harnproduktion und Ausscheidung von Wasser aus dem Gewebe.
Fettzellen an Po, Hüfte, Oberschenkeln und Bauch füllen sich - verbunden mit Heißhunger auf Kohlenhydrate und Gewichtszunahme.	Hilft Fett in Muskelmasse und Energie umzuwandeln, nimmt den Heißhunger auf Kohlenhydrate.
Verstärkt hormoninduzierte Krebsformen wie Gebärmutter-, Eierstock- und Brustkrebs.	Schützt vor hormoninduzierten Krebsformen.
Löst Ovarialzysten und Brustknoten (Mastopathie) aus.	Baut Brustknoten ab und kann Ovarialzysten verhindern.
Verstärkt oder bedingt Kopfschmerzen, Migräne, Schlaflosigkeit.	Erhöht den Sauerstoff-Gehalt in den Körperzellen.
Sorgt für depressive Verstimmungen, Reizbarkeit, Stimmungsschwankungen, Ängste, Unruhe.	Wirkt antidepressiv und steigert die Energie.
Stört die Funktion der Schilddrüse.	Unterstützt Schilddrüsenhormone.
Erhöht das Risiko für Herzinfarkt, Schlaganfall, Lungenembolien sowie Venenprobleme und Bluthochdruck.	Stärkt Blutgefäße und verringert Bluthochdruck.
Kann für Hautprobleme verantwortlich sein.	Unterstützt den Knochenaufbau.
Bringt das Immunsystem aus dem Gleichgewicht und verstärkt die Neigung zu Allergien.	Sorgt für einen Ausgleich des Immunsystems.
Erhöht die Gefahr der Bildung von Blutgerinnseln (Thrombose).	Reguliert den Blutzuckerspiegel.

So kriegt man schon mal sein Fett weg!

Neben vielen anderen gesundheitlichen Risiken, die mit einem „Zuviel" an Östrogen verbunden sind, ist auch die Einlagerung von Fetten an den typischen „verdächtigen" Stellen verbunden, wie wir in der Tabelle oben sehen können. Das Problem: Östrogen wird in Fettzellen eingelagert und schließt damit den Teufelskreis. Denn je mehr Fett, desto mehr Östrogen, mehr Hunger auf Kohlenhydrate und – mehr Gewicht. Und so dreht sich das bunte und runde Karussell endlos weiter, wenn man dem Ganzen nicht irgendwann konsequent Einhalt bietet!

Das Messen des Östrogenspiegels im Blut ist übrigens nur bedingt aussagekräftig, weil östrogenähnliche Substanzen hier natürlich nicht berücksichtigt werden und Einlagerungen im Fettgewebe ebenfalls auf diesem Wege nicht messbar sind.

Möglichst natürliche Abhilfe schaffen!

Natürlich gibt es auch synthetische Progesteron-Sorten, die allerdings mit ähnlichen Nebenwirkungen behaftet sind, wie synthetisches bzw. tierisches Östrogen.

Die besten Erfahrungen in meiner fast 20-jährigen Erfahrung habe ich hier mit dem Einsatz von Wildem Mexikanischem Yams gemacht, der als pflanzlicher, natürlicher Nährstoff den Progesteron-Bedarf des Körpers ausgleicht und so den negativen Folgen einer Östrogen-Dominanz entgegenwirkt.

Empfehlenswerte Nährstoffe bei Hormonstörungen von Frauen und Männern: Maca, Resveratrol, Tryptophan, Yams (Wilder Mexikanischer Yams). Weitere Infos zu diesen Nährstoffen finden Sie in der alphabetischen Auflistung im letzten Teil des Buches.

Nehmen Sie Ihr Herz in die Hand – Herz- und Gefäßerkrankungen besser im Griff

Auch Herz- und Kreislauferkrankungen sind im Vormarsch, fast jeder 2. Todesfall in Deutschland wird dadurch ausgelöst. In vielen Kapiteln dieses Buches haben wir Ursachen für diese gefürchteten Erkrankungen entdeckt. Oft ist die Einnahme von Medikamenten zwingend notwendig, um Schlimmeres oder das Schlimmste zu vermeiden.

Homocystein – wenn das Recycling-System versagt

Bei der körpereigenen Verarbeitung der Aminosäure Methionin fällt unter anderem eine Art Abfallstoff mit dem Namen Homocystein an, der bei guter Versorgung unter Verwendung von Vitamin B12 wieder in eine brauchbare und wichtige Verbindung weiterverarbeitet wird. Fehlt es an Vitamin B12 – und wie wir wissen, ist das nicht so unwahrscheinlich – steigt der Homocystein-Spiegel im Blut. In vielen Studien konnte nachgewiesen werden, dass zuviel Homocystein im Blut die Gefahr für Herz- und Gefäß-Erkrankungen stark erhöhen kann.

Dieser unstete Kollege – also das Homocystein ist aber bei Blutuntersuchungen schwer nachzuweisen, da es nach der Blutentnahme sehr schnell zerfällt. Ein Nachweis ist deshalb recht aufwendig und wird häufig – trotz bestehender Gefährdung oder gar Erkrankung – nicht durchgeführt. Eine ausgewogene Versorgung mit den Vitaminen B6, B12 und Folsäure baut den fatalen Stoff schnell ab und sorgt langfristig dafür, dass die Umbau-Arbeit in diesem Bereich wieder reibungslos funktioniert!

Hochaktive Systeme leiden besonders

Das hoch sensible Herz- und Gefäß-System leidet besonders unter einem Mangel an Nährstoffen und unter systemischen Blockaden, wie wir in vielen Kapiteln dieses Buches gesehen haben. Sorgen Sie deshalb rechtzeitig vor und unterstützen Sie Ihre Systeme mit passenden Nährstoffen.

Aber auch während der Einnahme von Arzneimitteln – und gerade dann, sollten Sie nicht auf die Aufnahme von Nährstoffen verzichten. Denn die körpereigene Produktion einiger entscheidender Nährstoffe wird durch Arzneimittel sehr stark beeinflusst. Dazu zählen zum Beispiel Carnitin und Coenzym Q10 – und mangelt an diesen Nährstoffen, kann dieser Mangel wiederum Herzprobleme auslösen!

Wichtige Nährstoffe zur Vorbeugung und Unterstützung bei Herz-Kreislauf-Erkrankungen sind: Carnitin, Q10, OPC, Granatapfel, Korallencalcium, Taurin, die Vitamine C, B6, B12 und Folsäure. Weitere Infos zu diesen Nährstoffen finden Sie in der alphabetischen Auflistung im letzten Teil des Buches.

Lactose-Intoleranz – nicht nur die Milch macht's!

Auch Lactose-Intoleranz ist wie viele andere Lebensmittel-Unverträglichkeiten heute an der Tagesordnung. Ich bin mittlerweile nicht mehr ganz von der gängigen Meinung überzeugt, dass es sich dabei ausschließlich um eine Art Säugetier typische Intoleranz handelt. Dagegen spricht zumindest, dass diese Problematik erst in den letzten Jahren in nennenswerter Häufigkeit aufgetreten ist. Vielmehr scheint auch hier eine Störung des Systems Darm eine nicht unwesentliche Rolle zu spielen. Denn Lactase, das Enzym das Milchsäure spaltet, wird in der Darmwand und von Darmbakterien der Spezies Lactobacillus acidophilus hergestellt. Ist die Darmflora aus dem Gleichgewicht oder die Darmschleimhaut geschädigt, kann eine Lactose-Intoleranz durchaus durch Darm stabilisierende Maßnahmen behoben werden!

Als mein Mann nach seinem Crash, von dem ich berichtet habe, aus dem Krankenhaus kam (natürlich Darmspiegelung inklusive), konnte er kurzzeitig keine Milchprodukte vertragen. Durch entsprechende Nährstoffe war aber sein Darm schnell in Ordnung – Milchprodukte kein Problem mehr!

Zurück zur Lactose-Intoleranz: Man geht davon aus, dass ca. 15% der mitteleuropäischen Bevölkerung auf den Verzehr von Milchzucker (Lactose) mit unterschiedlichsten Beschwerden reagieren. Dazu gehören Magen-Darm-Probleme wie Blähungen, Völlegefühl, Blähbauch, Magengrummeln, Aufstoßen, Sodbrennen, Durchfall, Verstopfung uvm., aber auch allgemeine Beschwerden wie Schwindelgefühl, Heißhungerattacken, Kopfschmerzen oder Migräne, Mundgeruch, trockene Schleimhäute, Haut- und Haarprobleme (z.B. Neurodermitis), Schlafstörungen, Konzentrationsstörungen, Hyperaktivität, Lernschwäche etc.

Obwohl durch eine solche Milchzucker-Unverträglichkeit so viele und unterschiedlichste Beschwerden entstehen können, handelt es sich nicht um eine Krankheit und auch nicht – wie häufig vermutet – um eine Allergie. Vielmehr fehlt den Betroffenen im Dünndarm ein Stoff, der den Milchzucker aufspaltet und ihn dadurch verdaulich macht: das Enzym Lactase.

Das Enzym Lactase spaltet Lactose, also Milchzucker, in ihre Bestandteile, nämlich Glucose und Galactose. Ist die Lactose erst einmal in diese beiden Stoffe zerlegt, ist die Weiterverarbeitung kein Problem! Das Problem entsteht dann, wenn Milchzucker wegen eines Lactase-Mangels im Dünndarm nicht in seine verdaulichen Bestandteile zerlegt werden kann. Denn im Dickdarm wird Milchzucker zur „wilden Furie" – im Kampf mit Dickdarmbakterien werden Gase freigesetzt, die Darmbewegungen werden stark aktiviert.

Aber damit nicht genug! Milchzucker hat die Eigenart, Wasser an sich zu binden. Dadurch entsteht ein Sog im Dickdarm. Das Darmvolumen kann sich binnen kurzer Zeit auf das Fünffache erhöhen. Spontane Stuhlabgänge mit Blähungen und Krämpfen sind oft die Folge.

Die entstandenen Gase können aufgrund der Länge und Struktur unseres Darmes als „Gasblasen" in Darmschleifen hängenbleiben. Geschieht dies häufiger, können sie durch die Dickdarmwand ins Blut austreten, was zu den genannten Vergiftungserscheinungen im Gesamtorganismus führen kann.
Gebietet man diesem „Kampfgeschehen" (Betroffene werden mir bestätigen, dass sich die Beschwerden so anfühlen) keinen Einhalt, kann es natürlich langfristig zu mehr oder weniger schwerwiegenden Darmproblemen führen.

Wirklich „typisch Säugetier" oder eher „Problemfall Darm"?
Als erwachsene Säugetiere gehört Milch für uns von Natur aus nicht zur normalen Ernährung. So – das ist auf jeden Fall die gängige Erklärung - ist die Produktion des Enzyms Lactase bei Säuglingen am höchsten und wird mit den Jahren immer geringer. Eine Milchzucker-Unverträglichkeit wird mit dem Älterwerden also immer wahrscheinlicher.
Wahrscheinlich ist aber auch, dass mit dem Älterwerden (und all den beschriebenen Folge-Erscheinungen) der Darm immer mehr leidet! Und so ist eine komplette Sanierung des Systems Darm die erste und wichtigste Maßnahme bei allen Lebensmittel-Intoleranzen.

Wie gesagt: „Nicht nur die Milch macht's!"
Aufgrund seiner verarbeitungsfreundlichen Eigenschaften ist Milchzucker heute nicht nur in Milchprodukten, sondern in den merkwürdigsten Lebensmitteln (z.B. Schinken) zu finden. In Arzneimitteln und

Nahrungsergänzungsmitteln ist es ebenfalls beliebter Hilfsstoff. Falls Sie also betroffen sind, sollten Sie sich umso mehr mit dem Lesen von Zutatenlisten anfreunden.

Der Renner: So genannte Minus-L-Produkte

Und so hat natürlich auch die Lebensmittelindustrie schnell auf das – vermutlich teilweise selbstgemachte - Problem reagiert. Minus-L-Produkte sind „im Kommen". Hier wird durch Zugabe von Lactase der Milchzucker-Gehalt bereits im Lebensmittel abgebaut.

Sie wissen, ich bin da skeptisch. Denn ich glaube nicht daran, dass ein einfaches Zusetzen des Enzyms Lactase alles ist, was da geschieht. Und weiter frage ich mich, wie ein Lebensmittel sich in seiner Struktur verändert, wenn es mit Enzymen behandelt wird und was dann im Darm damit passiert. Vermutlich ist all das ziemlich ungeklärt. Sie merken schon: Ich halte nicht viel von diesen Produkten.

Verwendung von Lactase-Präparaten

Eine bessere Lösung scheint mir der gezielte Einsatz von Lactase-Präparaten. Denn hier trifft das „Werkzeug Lactase" im Darm, also an Ort und Stelle, auf das „Werkstück Lactose", was einen normaleren Ablauf des Umbaus garantiert. Geeignet ist die Einnahme solcher Präparate, wenn man z.B. auswärts isst oder doch mal ein milchzuckerhaltiges, heiß geliebtes Lebensmittel genießen möchte! Im Vordergrund muss allerdings eine langfristige Darm-Sanierung stehen! Beachten Sie beim Einsatz von Lactase: Zuviel kann ähnliche Probleme auslösen wie zu wenig. Als Pi-mal-Daumenwert kann man sich merken: 1.000 Einheiten Lactase spalten 5 g Milchzucker (das entspricht 0,1 Liter Milch).

Achten Sie bei einer bestehenden Lactose-Intoleranz auf Ihre Versorgung mit Mineralstoffen und Spurenelementen – der Verzicht auf Milchprodukte könnte da „Haushaltslöcher" schlagen!

Gesundheits-Hygiene – entscheidende Basis zur Vorbeugung, Unterstützung und Nachsorge

Wir haben viel über Krankheiten gehört. Aber wir wissen auch, dass Krankheiten schlussendlich die Folge von Unregelmäßigkeiten in unserem Naturschutzgebiet Mensch sind. Nur eine regelmäßige „Gesundheits-Hygiene" kann unsere Systeme in Schwung halten oder dafür sorgen, dass sie neuen Schwung bekommen.

Egal, ob Sie gesund sind und gesund bleiben wollen, ob Sie nicht so ganz fit sind, aber wieder fit werden wollen, oder ob es Sie bereits „erwischt" hat und Sie Ihrem Körper möglichst viel Stabilität in der schwierigen Lage ermöglichen wollen, denken Sie an regelmäßige:

✓ Entsäuerung und Entgiftung
✓ Sanierung des Darms
✓ Beseitigung von oxidativem und nitrosativem Stress.

Denn das sind die Säulen für ein intaktes Naturschutzgebiet Mensch!

Kapitel 6
Nährstoffe, die eine gute Nahrungsergänzung ausmachen.

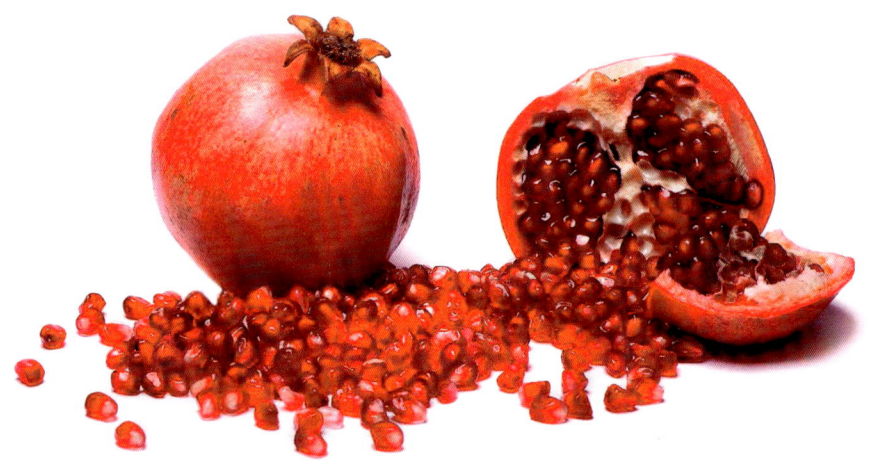

Kapitel 6
Nährstoffe, die eine gute Nahrungsergänzung ausmachen.

Ich hatte mich ja bereits zu meiner Einstellung in Sachen Nahrungsergänzung geäußert. Eine Einstellung, die durch Erfahrung geprägt ist und für mich selbst eine bedeutende Position im Umgang mit meiner eigenen und der Gesundheit meiner Familie und meinem näheren Umfeld ausmacht. So habe ich sicher tausendfach erfahren, dass eine passende und hochwertige Nahrungsergänzung nicht nur gesundheitlichen Beschwerden vorbeugen kann. Vielmehr kann die Einnahme von Medikamenten oft vermieden werden, deren Wirksamkeit und Verträglichkeit (und das ist finde ich von großer Wichtigkeit) verbessert werden. Oft konnten sogar Krankheiten in Ihrer Entstehung, aber sogar nach langer, erfolgloser schulmedizinischer Behandlung abgefangen werden. Ich spreche dabei bewusst nicht von Heilung. Denn geheilt hat in diesen Fällen nicht der Nährstoff. Er hat nur körpereigene Systeme unterstützt, die – gut versorgt - im Naturschutzgebiet Mensch wieder Ordnung schaffen konnten.

Nun gehöre ja auch ich nicht gerade zur „jungen Zielgruppe". Und ich habe mein bisheriges Leben nicht unbedingt in Ruhe und Andacht im Kloster verbracht. Rückwirkend gesehen habe ich meinen Systemen schon ganz schön dicke Knüppel zwischen die Beine geworfen! Ich bin also auch ganz persönlich von all den Blockaden betroffen!

Deshalb ist die Entwicklung von Nahrungsergänzungs-Rezepturen durchaus – das muss ich gestehen – ein bisschen von Eigennutz geprägt. Denn ich nutze natürlich intensiv, was ich täglich in meiner Arbeit erfahren darf, für meine eigene Gesundheit. Schon allein aus Egoismus stelle ich an solche Rezepturen und Produkte höchste Ansprüche, was Qualitäten, Wirksamkeit und Reinheit anbelangt.

Denn Nahrungsergänzung muss für mich das erfüllen, was ihr Name zu versprechen scheint: Unsere Nahrung, die so viel selbst gemachte Mängel hat, durch natürliche Nährstoffe zu ergänzen, die unsere Systeme für einen perfekten Ablauf benötigen. Nicht mehr und nicht weniger!

Bei Nahrungsergänzungsmitteln steht für mich im Vordergrund, dass sie meinen – für mich persönlich geltenden – Maßstäben entsprechen. Denn nur dann empfinde ich sie als Gewinn für meine Gesundheit. Und freue mich darüber, auch andere damit unterstützen zu können. Neben dem Glück, das ich durch mein persönliches Umfeld erfahren darf, spielt das Gefühl, anderen geholfen zu haben oder helfen zu können, für meine innere Ausgeglichenheit eine sehr große Rolle.

Auf den nächsten Seiten möchte ich Ihnen also Nährstoffe vorstellen, die unsere Systeme auf natürliche Weise aktivieren und Blockaden im System beseitigen können. Und denken Sie daran: Nahrungsergänzungsmittel sind kein Tummelplatz für synthetische Vitamine und Zusatzstoffe, denn die machen unter Umständen auch die beste Kombination zur Belastung!

Vitamine – lebensnotwendig für unsere Systeme

Vitamine sind Stoffe, die für unseren Körper lebensnotwendig sind und die an einer Vielzahl von Stoffwechselvorgängen beteiligt sind. Sie werden in zwei große Gruppen unterteilt: in wasserlösliche und fettlösliche Vitamine.
Wie mehrfach beschrieben, sind hauptsächlich die wasserlöslichen Vitamine der B-Gruppe und Vitamin C für den Einsatz in Nahrungsergänzungsmitteln geeignet, da sie – zumindest wenn sie aus natürlichen Quellen stammen – kaum überdosiert werden können.
Meine Meinung zum Einsatz von Vitamin D und K habe ich ausführlich kundgetan. Der Einsatz von Vitamin E ist sicher weniger problematisch, sollte sich aber in Grenzen halten.
Wichtig für Sie zu wissen: anders als oft behauptet, kann unser Körper alle Vitamine für eine gewisse Zeit speichern. Was wäre das auch für ein unkluges System, das lebensnotwendige Stoffe täglich zuführen muss! Bei den einzelnen Vitaminen finden Sie also Angaben über den von der DGF (Deutsche Gesellschaft für Ernährung) angegebenen Tagesbedarf und die körpereigene Speicherkapazität.

Vitamin B1 (Thiamin)

Tagesbedarf / körpereigene Speicherkapazität: 1,3 – 1,8 mg / ca. 25 mg

Besonderheiten:

Schon beim Waschen von Lebensmitteln wird Thiamin leicht ausgespült (Achtung bei Blatt-Salaten!). Außerdem ist Thiamin sehr temperaturempfindlich.

Widersacher des Vitamin B1 sind sogenannte thiaminasehaltige Lebensmittel. Zusammen verzehrt, zerstören sie das Vitamin. Folgende Lebensmittel enthalten Thiaminase: Brombeeren, schwarze Johannisbeeren, rote Rüben, Rosenkohl, Rotkohl, roher Fisch. Die Thiamin-Versorgung wird durch die Pille und einige andere Medikamente negativ beeinflusst.

Aufgaben:
- ✔ Kohlenhydratstoffwechsel
- ✔ Schilddrüsenfunktion
- ✔ Nerven
- ✔ Herzmuskel
- ✔ Blutbildung
- ✔ Produktion von Kollagen (Elastizität für Haut, Gefäße, Gewebe und Haare)

Mögliche Mangelerscheinungen:
- ✔ Lern- und Gedächtnisstörungen
- ✔ Depression, Reizbarkeit, Müdigkeit
- ✔ Kopfschmerzen
- ✔ Ödeme
- ✔ Kurzatmigkeit, Herzklopfen,
- ✔ Blutarmut
- ✔ Schlechte Wundheilung

Gute Lieferanten:

Hefe, Kartoffeln, Fleisch, Leber, Seefisch, Vollkornprodukte, Hülsenfrüchte

Vitamin B2 (Riboflavin)

Tagesbedarf / körpereigene Speicherkapazität: 1,8 – 2,0 mg / ca. 40 mg

Besonderheiten:

Riboflavin ist ziemlich hitzeresistent, aber sehr lichtempfindlich! Reaktiviert oxidiertes Glutathion. Eine ganze Reihe von Medikamenten erhöht den Vitamin B2-Bedarf (Pille, Beruhigungsmittel, Antibiotika).

Aufgaben:

- ✓ Aufbau roter Blutkörperchen
- ✓ Entgiftung der Leber (Umweltgifte, Pestizide…)
- ✓ Gesundes Wachstum
- ✓ Augenstoffwechsel (verantwortlich für die Lichtschutzwirkung und das Dämmerungssehen). Reduziert die Gefahr von Grauem Star.
- ✓ Energiestoffwechsel
- ✓ Antioxidans

Mögliche Mangelerscheinungen:
- ✓ Probleme mit den Augen (Rötungen, Tränen, Lichtempfindlichkeit), Blutarmut (zu wenig rote Blutkörperchen)
- ✓ Haut- und Schleimhautprobleme (Rötung, Schuppen, fettige und juckende Stellen) vor allem an Nase, Mund, Ohren, Genitalien – auch eingerissene Mundwinkel,
- ✓ Müdigkeit, Depressionen, Lustlosigkeit

Gute Lieferanten:
Hefe, Kartoffeln, Fleisch, Leber, Seefisch, Vollkornprodukte, Hülsenfrüchte

Vitamin B3 (Niacin)

Tagesbedarf / körpereigene Speicherkapazität: 15-18 mg / ca. 400 mg

Besonderheiten:
Niacin kann aus der Aminosäure Tryptophan hergestellt werden: Aus 60 mg Tryptophan produziert der Körper 1 mg Niacin (bitte bedenken Sie, dass der Tagesbedarf bei 15-18 mg liegt). Dies belastet allerdings den Serotonin-Haushalt (Tryptophan kann im Körper in das Hormon Serotonin umgebaut werden). Niacin ist also eines der Vitamine, die vom Körper auch selbst hergestellt werden können!

Aufgaben:
- ✓ Cholesterinhaushalt. Senkt den LDL-Spiegel („schlechtes Cholesterin" und erhöht den HDL-Spiegel („gutes Cholesterin").
- ✓ Blutzuckerspiegel: Reguliert zusammen mit Chrom und Insulin den Blutzucker-Spiegel.
- ✓ Antioxidans
- ✓ Aufbau und Reparatur von DNS
- ✓ Ist Vorstufe zu NADH und regeneriert oxidiertes Glutathion

Mögliche Mangelerscheinungen:
- ✓ Gerötete, rissige, schuppige Haut, Dermatitis
- ✓ Gesprungene Lippen

- ✓ Probleme mit dem Nervensystem wie Angstzustände, Depressionen, Gereiztheit, Kopfschmerzen, Schlaflosigkeit, Verwirrung (kann dann auch vom Laien mit Demenz verwechselt werden!) etc.
- ✓ Blähungen, Erbrechen, Durchfall

Gute Lieferanten:

Nüsse, Seefisch, Vollkornprodukte, Innereien, Champignons, Milch, Eier, Kartoffeln. Und eine gute Nachricht für alle Biertrinker: 1 Liter Bier enthält fast 8 mg Niacin –Prost!

Vitamin B5 (Pantothensäure)

Tagesbedarf / körpereigene Speicherkapazität: 4-8 mg / ca. 300 mg

Besonderheiten:

Pantothensäure wird im Körper in seine aktive Form, das Coenzym A umgewandelt und ist dann für die Energiegewinnung im Körper unabdingbar. Als Inhaltsstoff von Heilsalben weithin bekannt (Panthenol). Pantothensäure kommt in fast allen Lebensmitteln vor (pantothen = überall). Sie ist wasserlöslich und hitzeempfindlich. Stress erhöht den Pantothen-Bedarf, weil es an der Bildung der Stress-Hormone in der Nebenniere beteiligt ist.

Aufgaben:

- ✓ Energieproduktion
- ✓ Bildung von Steroidhormonen (z.B. Geschlechts-, Stress- und Schilddrüsenhormone)
- ✓ Bildung von Vitamin D
- ✓ Herstellung von Acetylcholin
- ✓ Einbau von Fettsäuren in die Zellwände

Mögliche Mangelerscheinungen:

- ✓ Hautentzündungen
- ✓ Blutarmut
- ✓ Depressionen, Schlaflosigkeit, Müdigkeit
- ✓ Muskel- und Kopfschmerzen
- ✓ Erbrechen, Magenschmerzen, Durchfall

Gute Lieferanten:

Kalbsleber, Erdnüsse, Wildreis, Wassermelone, Sojabohnen, Brokkoli, Eier, Milch, Vollkornprodukte, Champignons

Vitamin B6 (Pyridoxin)

Tagesbedarf / körpereigene Speicherkapazität: 1,2-1,5 mg / ca. 40 mg

Besonderheiten:
Pyridoxin ist beteiligt am Umbau von Tryptophan in Niacin. Wer viel eiweißhaltige Nährstoffe verzehrt, benötigt besonders viel Vitamin B6, weil dies am Eiweißstoffwechsel beteiligt ist. Der Bedarf an Vitamin B6 ist besonders hoch bei starkem Nikotin-, Alkohol- und Kaffeekonsum, bei Einnahme der Pille und vieler anderer Medikamente, bei chronisch Kranken und bei Verdauungsstörungen.

Aufgaben:
✓ Sauerstoffversorgung
✓ Körpereigene Herstellung von Kollagen
✓ Körpereigene Herstellung von Neurotransmittern (z.B. Serotonin aus Tryptophan)
✓ Nervensystem
✓ Freisetzung von Glucose zwischen den Mahlzeiten
✓ Ausgleich des Fettstoffwechsels und des Homocysteinspiegels

Mögliche Mangelerscheinungen:
✓ Hauterkrankungen, eingerissene Lippen, geschwollener Rachenraum
✓ Darmbeschwerden, Schwindel, Übelkeit
✓ Krämpfe, Muskelzuckungen, Nervenentzündungen, Kribbeln in Händen und Füßen
✓ Verwirrung, Reizbarkeit, Angstzustände, Depression u.ä.
✓ Erhöhter LDL- und reduzierter HDL-Spiegel
✓ Erhöhter Homocystein-Spiegel

Gute Lieferanten:
Kalbsleber, grünes Gemüse, Walnüsse, Fisch, Fleisch, Möhren, Kartoffeln, Vollkornprodukte

Vitamin B12 (Cobalamin)
Tagesbedarf / körpereigene Speicherkapazität: 3 µg (0,003 mg)/ ca. 2 mg
Besonderheiten:
Vitamin B12 wird zwar nur in sehr geringen Mengen benötigt, hat aber in unserem Organismus umso wichtigere Aufgaben! So genannte Resorptionsstörungen führen heute dazu, dass ein Mangel an Vitamin B12 immer häufiger wird. Vitamin B12 liegt in Lebens-, Nahrungsergänzungs- und Arzneimitteln üblicherweise als Cyanocobalamin vor. Damit Vitamin B12 allerdings in unserem Körper seine Aufgaben erfüllen kann, muss es sich im Magen mit dem so genannten Intrinsic Factor verbinden, der in Zellen (sie

heißen Parietalzellen) der Magenwand produziert wird. Daraus entsteht Methylcobalamin – die aktive Form von Vitamin B12. Ohne diese Umwandlung kann Vitamin B12 nicht ins Blut aufgenommen werden, die Resorption ist gestört.

Immer häufiger kann aufgrund unterschiedlichster Ursachen, über die wir in diesem Buch ja hinlänglich philosophiert haben, der Intrinsic Factor gar nicht oder in nicht ausreichender Menge produziert werden. Gründe können sein:
✓ Einnahme von Medikamenten, z.B. Metformin (Diabetes)
✓ Bestimmte Erkrankungen (Magen-, Darm- und Bauchspeicheldrüsenprobleme)
✓ Autoimmunerkrankung, die die Bildung von Intrinsic Factor in Parietalzellen blockiert
✓ Zunehmendes Alter

Oft muss Vitamin B12 dann als Injektion verabreicht werden. Mittlerweile steht Methylcobalamin als besonders hochwertiger Rohstoff für Nahrungsergänzungsmittel und Arzneimittel zur Verfügung. Dieser kann auch bei den erwähnten Resorptionsstörungen (Mangel an Intrinsic Factor) oral (über den Mund statt über die Nadel) eingenommen und resorbiert werden! Achten Sie bei der Auswahl von entsprechenden Präparaten auf diesen Rohstoff! Vitamin B12 ist sehr hitzeempfindlich. Die Einnahme der Pille behindert ebenfalls die Versorgung.

Aufgaben:
✓ Umwandlung von Folsäure in seine aktive Form
✓ Wird für die Herstellung von Myelin benötigt. Myelin bildet die schützende Schicht für Nervenstränge von Rückenmark und Gehirn. Bei Multipler Sklerose greift das Immunsystem die so genannte Myelinscheide an (Autoimmunerkrankung).
✓ Zellteilung, Blutbildung
✓ Ausgleich des Fettstoffwechsels und des Homocysteinspiegels

Mögliche Mangelerscheinungen:
✓ Blutarmut
✓ Schädigung von Nerven und Rückenmark
✓ Gedächtnisstörungen, Verwirrung, Depressionen
✓ Verminderte Sehkraft
✓ Folsäure-Mangel
✓ Erhöhter Homocystein-Spiegel

Gute Lieferanten:
Leber, Fisch, Milch, Eier, Miesmuscheln, milchsauer-vergorene Lebensmittel (z.B. Sauerkraut)

Biotin
Tagesbedarf / körpereigene Speicherkapazität: 30-60 µg / ca. 4 mg
Besonderheiten:
Kleine Mengen können von Darmbakterien selbst hergestellt werden. Besonders im Zusammenhang mit Haarausfall bekannt geworden. Ein Biotin-Mangel lässt sich leicht durch den Verzehr von rohem Hühnereiweiß herbeiführen. Denn das im rohen Eiweiß enthaltene Avidin bindet alles in der Nahrung verfügbare Biotin an sich und macht es für den Organismus unverwertbar. Beim Erhitzen wird Avidin zerstört!
Aufgaben:
✓ Wichtig für eine funktionierenden Fettstoffwechsel
✓ Ist an der Bildung von DNS beteiligt (Zellteilung, Wachstum)
✓ Ausgleich des Blutzuckerspiegels
Mögliche Mangelerscheinungen:
✓ Schuppige, entzündete Hautstellen vor allem an Mund und Nase
✓ Haarausfall
✓ Depressionen, Müdigkeit
✓ Übelkeit, Erbrechen
✓ Muskelschmerzen, Kribbeln in Händen und Füßen
Gute Lieferanten:
Leber, Sojabohnen, Bierhefe, Eier, Nüsse, Spinat, Champignons, Linsen

Folsäure
Tagesbedarf / körpereigene Speicherkapazität: 400 µg / ca. 10 mg
Besonderheiten:
Wichtiger Baustein in der Bekämpfung von Nitrosativem Stress.
Aufgaben:
✓ Baut giftige Zwischenprodukte bei nitrosativem Stress in brauchbare Stoffe um
✓ Fördert - zusammen mit Vitamin B12 - Wachstum und Reifung der roten Blutkörperchen
✓ Greift in den Eiweiß-Stoffwechsel ein
✓ Ist mitverantwortlich für eine einwandfreie Bildung von RNS und DNS!

✓ Wird beim „Recycling" von Homocystein benötigt.

Mögliche Mangelerscheinungen:
✓ Blutarmut, mit aufgeblasenen, übergroßen Blutzellen (Megaloblasten)
✓ Zellveränderungen an Schleimhäuten z.B. in Lungen, Bronchien, Blase und Gebärmutter
✓ Unfruchtbarkeit beider Geschlechter
✓ Fehlbildung bei Föten, Embryonen und Neugeborenen (z.B. offener Rücken)

Gute Lieferanten:
Innereien, Kohlgemüse, Vollkorn

Vitamin C
Tagesbedarf / körpereigene Speicherkapazität: 100 mg / ca. 3 g

Besonderheiten:
Die Versorgung mit Vitamin C ist in großen Teilen der Bevölkerung problematisch. Die Acerola-Kirsche gehört zu den besten Vitamin C-Lieferanten.

Aufgaben:
✓ Unterstützt das Immunsystem
✓ Wichtig bei oxidativem und nitrosativem Stress
✓ Fördert die Eisenresorption (bei Eisenmangel nimmt der Körper vermehrt Schwermetalle, wie Blei und Cadmium auf!)
✓ Ist an der Bildung roter Blutkörperchen und an der Hormonsynthese beteiligt
✓ Sorgt für die lebenswichtige Elastizität unseres Gewebes (auch Gefäße)

Mögliche Mangelerscheinungen:
✓ Anfälligkeit für Infektionskrankheiten
✓ Neigung zu Blutungen (das zeigt sich manchmal durch blaue Flecken)
✓ Schlechte Wundheilung

Gute Lieferanten:
Frisches Obst und Gemüse, im Winter besonders Kohl-Gemüse

Vitamin E
Tagesbedarf: 12 mg

Besonderheiten:
Da Vitamin E überdosiert werden kann, ist die Speicherkapazität nicht festlegbar, kann also nach oben stark abweichen!

Aufgaben:
- ✓ Unterstützt den Fettstoffwechsel
- ✓ Schützt Fette vor der Oxidation (Schaumzellen, Arteriosklerose)
- ✓ Wichtig bei oxidativem Stress
- ✓ Wirkt Blut verdünnend

Mögliche Mangelerscheinungen:
- ✓ Herzprobleme
- ✓ Blutarmut durch Mangel an roten Blutkörperchen
- ✓ Muskelschwäche

Gute Lieferanten:
Pflanzenöle, Keime und Samen, Nüsse

Wichtige Nährstoffe und Extrakte – im Überblick von A-Z

Acetylcholin
Ist:
Ein vitaminähnlicher, körpereigener Stoff

Besonders wichtig bei:
- ✓ Ehemaligen Rauchern, vor allem direkt nach dem Nikotinentzug
- ✓ Gedächtnis- und Lernstörungen
- ✓ Störungen des vegetativen Nervensystems
- ✓ Alzheimer

Entscheidende Aufgaben:
- ✓ Neurotransmitter
- ✓ Aktiviert die Produktion von Insulin in der Bauchspeicheldrüse.

Besonderheiten:
An der Produktion von Acetylcholin ist Pantothensäure beteiligt.

Acerola
Ist:
Eine Frucht – Acerola-Kirsche aus Brasilien

Besonders wichtig bei:
- ✓ Bedarf an Vitamin C

Entscheidende Aufgaben:
- ✓ Vitamin C-Versorgung

Besonderheiten:

Die Acerola-Kirsche hat den höchsten Vitamin-C-Gehalt aller bekannten Pflanzen. Sie enthält bis zu 46mal mehr Vitamin C als Orangen. Das in Acerola enthaltene Vitamin C kann vom Körper besonders gut aufgenommen (resorbiert) werden und ist hervorragend verträglich. Acerola enthält außerdem Vitamin B1, Vitamin B2, Vitamin B6, Niacin, Pantothen, Beta-Carotin, Eisen, Calcium und Magnesium.

Aloe vera

Ist:

Eine Pflanze

Besonders wichtig bei:
- ✓ Hautproblemen
- ✓ Infektionen vor allem mit Pilzen
- ✓ Immunschwäche
- ✓ Oxidativem und nitrosativem Stress

Entscheidende Aufgaben:
- ✓ Wirksam gegen Pilze, Bakterien und Viren.
- ✓ Gleicht die Darmflora aus, wirkt präbiotisch.
- ✓ Zum allgemeinen Ausgleich körpereigener Systeme.
- ✓ Wirkt stark antioxidativ.

Besonderheiten:

Aloe vera besteht aus insgesamt über 160 verschiedenen Wirkstoffen, wie Mono- und Polysacchariden (Einfach- und Mehrfachzucker), Enzymen, Mineralstoffen, Vitaminen, Aminosäuren und zahlreichen anderen bioaktiven Substanzen, die für die Vitalisierung und Gesunderhaltung des menschlichen Organismus von großer Bedeutung sind.

Arginin

Ist:

Eine semi-essentielle (wird teilweise selbst produziert, muss teilweise zugeführt werden), basische Aminosäure

Besonders wichtig bei:
- ✓ Arteriosklerose
- ✓ Diabetes
- ✓ Problemen oder Krankheiten, die durch nitrosativen Stress ausgelöst werden (in Kombination mit ausgleichenden Nährstoffen).
- ✓ Leberproblemen
- ✓ Potenzproblemen
- ✓ Schlecht heilenden Wunden
- ✓ Stress

Entscheidende Aufgaben:
- ✓ Aktiviert die Produktion von NO-Gas.
- ✓ Wirkt Übersäuerung entgegen – ist basisch.
- ✓ Aktiviert die Erneuerung von Gewebe.

Besonderheiten:
Als Lieferant für die Produktion von NO-Gas ist Arginin mit gewisser Vorsicht zu behandeln. Einerseits kann mit Hilfe von Arginin NO-Gas an Stellen gebildet werden, an denen es fehlt (z.B. bei Bluthochdruck), andererseits sollte es immer zusammen mit ausgleichenden Nährstoffen, vor allem mit Vitamin B12, eingesetzt werden. Außerdem sollte Arginin immer mit Lysin kombiniert werden, da es sonst den Ausbruch von Herpes-Infektionen aktivieren kann.

Alpha-Liponsäure

Ist:
Ein vitaminähnlicher, körpereigener Stoff

Besonders wichtig bei:
- ✓ Oxidativem und nitrosativem Stress
- ✓ Belastung mit Schadstoffen
- ✓ Nervenschäden, vor allem auch bei Diabetes.

Entscheidende Aufgaben:
- ✓ Bindet Schadstoffe und leitet diese ohne Nebenwirkungen aus.
- ✓ Repariert entstandene Zellschäden und fungiert als Genschutz.
- ✓ Ist Bestandteil (Coenzym) vieler körpereigener Systeme gegen oxidativen und nitrosativen Stress.
- ✓ Ist sowohl in wässrigen (z.B. Blut) als auch öligen (z.B. Zellmembran) Bereichen aktiv und durchdringt die Blut-Hirn-Schranke.

Beta-Carotin (Carotinoide)

Ist:

Ein sekundärer Pflanzenstoff. Carotinoide sind auch Lutein, Lycopin und Zeaxanthin. Genauere Infos unter **„Dunaliella salina"**.

Betaglucan

Ist:

Ein pflanzlicher Ballaststoff (entfaltet seine Wirkung im Darm)

Besonders wichtig bei:

✓ Geschwächtem Immunsystem und zum Erhalt seiner Aktivität
✓ Akuten Infekten ausgelöst durch Bakterien, Viren und Pilze (auch Herpes)
✓ Chronischen Erkrankungen, auch Krebs, Allergien und Autoimmunerkrankungen
✓ Unterstützung und Nachsorge antibiotischer Behandlungen
✓ Zur besseren Verträglichkeit und Wirkung von Impfungen

Entscheidende Aufgaben:

✓ Moduliert das Immunsystem und gleicht es aus.
✓ Wirkt präbiotisch und unterstützt damit das natürliche Gleichgewicht der Darmflora.
✓ Kann den Cholesterinspiegel senken und ist Insulin sparend.

Besonderheiten:

Betaglucan wurde als wichtigster Bestandteil von Shiitake-Pilzen entdeckt. Es ist weltweit in einer Vielzahl von Studien belegt. Als Ballaststoff geht Betaglucan nicht ins Blut über, sondern „füttert" vom Darm aus alle Zellen des Immunsystems. Dies führt zu einer Regulierung von Dissonanzen (Überschießen bestimmter Zellsorten) und einem natürlichen Ausgleich, es ist immunmodulierend. Betaglucan kann deshalb auch bci Allergien und Autoimmunkrankheiten eingesetzt werden.

Boswellia serrata

Ist:

Ein Pflanzenextrakt

Besonders wichtig bei:

✓ Entzündungen, vor allem in Gelenken und den Atemwegen
✓ Entzündlichen Darmerkrankungen wie z.B. Morbus Crohn und Colitis ulcerosa

Entscheidende Aufgaben:
- ✓ Wirkt ausgleichend beim Überschießen des Immunsystems.
- ✓ Entzündungshemmend

Brokkoli-Extrakt (Sulforaphan)
Ist:
Ein Pflanzenextrakt und Lieferant von Sulforaphan
Besonders wichtig bei:
- ✓ Krebserkrankungen
- ✓ Helicobacter pylori-Infektionen
- ✓ Oxidativem und nitrosativem Stress und Schadstoffbelastung

Entscheidende Aufgaben:
- ✓ Unterstützt die Wirkung von Krebsmedikamenten und macht Krebszellen verwundbar.
- ✓ Schwächt Helicobacter pylori-Bakterien in ihrer Aktivität.
- ✓ Aktiviert antioxidative und ausleitende Systeme.

Carnitin (oder L-Carnitin)
Ist:
Ein vitaminähnlicher, körpereigener Stoff
Besonders wichtig bei:
- ✓ Kindern u. Jugendlichen
- ✓ Sportlern
- ✓ Diäten
- ✓ Personen, die wenig Fleisch essen, Vegetariern und Veganern
- ✓ Herzpatienten, Diabetikern, chronisch oder akut Erkrankten, Thrombosegefahr
- ✓ Leber- und Nierenproblemen
- ✓ Ungewollter Kinderlosigkeit
- ✓ Schlechter Eisenversorgung
- ✓ Autoimmunerkrankungen, Allergien, schwachem Immunsystem
- ✓ Schlechtem Gedächtnis, Nachlassen der Merk- und Lernfähigkeit
- ✓ Schwangeren und Stillenden

Entscheidende Aufgaben:
- ✓ Verbessert die Sauerstoff-Versorgung und die Durchblutung.
- ✓ Unterstützt die Leber.
- ✓ Normalisiert den Cholesterinspiegel.

- ✓ Steigert die Energieproduktion (ATP-Synthese).
- ✓ Aktiviert die „Schlagkraft" des Immunsystems.
- ✓ Fördert das Merk-, Denk- und Erinnerungsvermögen.

Besonderheiten:

Carnitin kann ausschließlich über tierische Lebensmittel (Fleisch, Fisch, Schalentiere) aufgenommen werden. Die körpereigene Herstellung wird mit dem Alter zunehmend schlechter. Sie „verschlingt" zudem eine ganze Reihe wichtiger Nährstoffe, wie Vitamin C, Vitamin A, Vitamin B3, B6, B12, Eisen, Folsäure, Aminosäuren und Enzyme.

Wichtig: Um 1 Gramm L-Carnitin herzustellen, baut der Körper 30 Gramm Skelettmuskulatur ab!

Chlorella

Ist:

Eine Mikro Süßwasser-Alge

Besonders wichtig bei:

- ✓ Schadstoffbelastung
- ✓ Körpergeruch

Entscheidende Aufgaben:

- ✓ Ausleitung von Schwermetallen und anderen Schadstoffen aus dem Körper. Wird hier auch nach bioenergetischen Borreliose-Behandlungen zur Ausleitung der Bakterien-Reste eingesetzt.
- ✓ Der hohe Gehalt an Chlorophyll wirkt deodorierend, auch nach Knoblauch-Genuss.

Besonderheiten:

Chlorella ist reich an Vitaminen und anderen wichtigen Nährstoffen. Die Alge enthält: Eisen, Calcium, die Vitamine B1, B2, B3, B6 und B12, Carotinoide, Folsäure, Vitamin E und C, Kalium, Magnesium, Selen, Zink, Mangan. Außerdem ist sie sehr reich an Aminosäuren. Chlorella enthält sehr wenig Jod, d.h. sie ist auch für Personen mit Schilddrüsenproblemen geeignet.

Cholin und Inositol

Sind:

Nahe Verwandte der B-Vitamine

Besonders wichtig bei:
- ✓ Erhöhten Cholesterinwerten
- ✓ Gefahr einer Fettleber
- ✓ Gestörter Nierenfunktion, hohem Blutdruck
- ✓ Lern- und Gedächtnisstörungen
- ✓ Diabetikern

Entscheidende Aufgaben:
- ✓ Neurotransmitter, verbessern die Merk- und Denkfähigkeit.
- ✓ Unterstützen den Fettstoffwechsel, beugen so Arteriosklerose und hohen Blutfettwerten vor.
- ✓ Wirken entspannend und verbessern die Schlafqualität.
- ✓ Entgiften die Leber.

Chondroitin

Ist:
Ein natürlicher Rohstoff aus Fischeiweiß

Besonders wichtig bei:
- ✓ Arthrose
- ✓ Arthritis
- ✓ Gelenk- und Knochen-Verletzungen
- ✓ Knorpelschäden

Entscheidende Aufgaben:
- ✓ Liefert den Rohstoff zur Bildung von Knorpelmasse.

Besonderheiten:
Sollte nicht angewendet werden bei einer Unverträglichkeit auf Fischeiweiß.

Chrom

Ist:
Ein Spurenelement (Guter Lieferant ist Korallencalcium)

Besonders wichtig bei:
- ✓ Diabetes / beginnender oder ausgeprägter Insulin-Resistenz
- ✓ Hohen Blutfettwerten
- ✓ Stress und Infektionen (Chrom wird vermehrt ausgeschieden)
- ✓ Zunehmendem Alter (Chrom wird schlechter verwertet)

Entscheidende Aufgaben:
- ✓ Gleicht den Glucose-Stoffwechsel aus.
- ✓ Senkt Blutfettwerte.

✓ Steigert die Bildung von RNS (Ribonucleinsäure – wichtig für genetische Informationen).
✓ Verbessert den Proteinstoffwechsel (Eiweißbausteine können besser ins Herz eingeschleust werden).

Cistus
Ist:
Ein Pflanzenextrakt aus Cistrosen
Besonders wichtig bei:
✓ Beginnenden und ausgeprägten Infektionen mit Bakterien, Viren und Pilzen (vor allem auch Herpes, Grippe, Borrelien)
✓ Vorbeugung solcher Infekte
Entscheidende Aufgaben:
✓ Wirkt stark antiviral, ohne die Ausprägung von Resistenzen zu verursachen.
✓ Erschwert das „Andocken" von Viren an die Zellen.
✓ Hemmt die Vermehrung von Erregern.
Besonderheiten:
Cistus wird im Mittelmeer-Raum seit Menschengedenken als Tee genossen. Die hohe anti-infektiöse Wirkung von Cistus ist auf die enthaltenen Polyphenole (spezielle Pflanzenstoffe) zurückzuführen. Höchste Wirksamkeit ohne Nebenwirkungen. Genial von Natur aus!

Cranberry
Ist:
Eine Frucht – verwandt mit unserer Preiselbeere
Besonders wichtig bei:
✓ Harnwegsinfekten
✓ Helicobacter pylori - Infektionen
Entscheidende Aufgaben:
✓ Verändert die Selbstschutz-Mechanismen der infizierenden Bakterien dahin gehend, dass unsere körpereigenen Systeme selbst mit den Erregern fertig werden können.

Besonderheiten:
Auch bei Cranberries sind spezielle Polyphenole die wichtigsten wirksamen Bestandteile (allerdings andere als bei Cistus). Cranberries sind zudem reich an Omega-3-Fettsäuren, Flavonoiden und vor allem Vitamin C.

Curcumin / Piperin
Ist:
Ein Pflanzenextrakt aus der Gelbwurz
Besonders wichtig bei:
✓ Krebserkrankungen
✓ Osteoporose
✓ Entzündlichen und schmerzhaften Erkrankungen
✓ Oxidativem und nitrosativem Stress
Entscheidende Aufgaben:
✓ Wirkt einer ganzen Reihe von krankhaften Prozessen entgegen, die mit Krebserkrankungen im Zusammenhang stehen. Unter anderem scheint die Entstehung von Metastasen behindert zu werden.
✓ Reduziert den Knochenabbau.
✓ Wirkt antientzündlich und schmerzstillend.
✓ Hochaktives Antioxidans – stärkt dabei körpereigene Systeme im Kampf gegen oxidativen und nitrosativen Stress.
Besonderheiten:
Prof. Aggarwal vom Anderson Cancer Research Institute der Universität Houston, Texas, USA, der diesen Stoff intensiv erforscht hat, dazu: „Nahezu alle bekannten Signalwege in der Krebszelle werden durch Curcumin gehemmt - also kann man Curcumin als ein Breitband-Anti-Krebsmittel ansehen!"
Curcumin ist Bestandteil von Curry und verleiht ihm seine grell-gelbe Farbe. In Kombination mit **Piperin** (schwarzer Pfeffer) ist Curcumin hervorragend bioverfügbar.

Cystein
Ist:
Eine semi-essentielle Aminosäure
Besonders wichtig bei:
✓ Oxidativem und nitrosativem Stress
✓ Belastung mit Schadstoffen

✓ Schwachem Bindegewebe
✓ Haarausfall

Entscheidende Aufgaben:

✓ Wirkt gewebsfestigend.
✓ Wirkt antioxidativ und schützt die DNS vor Schäden durch freie Radikale und NO-Gas.
✓ Aktiv gegen Vergiftungen durch Medikamente, schlechte Fette, Schwermetalle.
✓ Verbessert die Haarstruktur.
✓ Ist Vorstufe von Glutathion.

Dunaliella salina / Carotinoide

Ist:

Eine Salzwasseralge und bester bekannter Lieferant von Carotinoiden

Carotinoide sind besonders wichtig bei:

✓ Oxidativem und nitrosativem Stress
✓ Krebserkrankungen
✓ Sonnenallergien
✓ Augenproblemen (Makuladegeneration - AMD)
✓ Erhöhtem Bedarf an Vitamin A
✓ Hautproblemen

Entscheidende Aufgaben von Carotinoiden:

✓ Hochwirksame Schutzfaktoren gegen oxidativen und nitrosativen Stress.
✓ Schützen die Makula vor der gefürchteten AMD (Makuladegeneration) und das gesamte Auge vor UV-Strahlung.
✓ Lagern sich in der Haut ein und schützen dort „vor Ort" gegen UV-Strahlung, die Hautschäden bis hin zu Krebs verursachen kann.
✓ Sind teilweise Vorstufe zu Vitamin A und können so den Bedarf an Vitamin A, das ja überdosiert werden kann, problemlos decken.

Besonderheiten:

Keine andere Pflanze enthält einen so hohen Anteil und eine so große Vielfalt an Carotinoiden wie Dunaliella salina. Sie liefert 30 verschiedene Carotinoide, unter anderem auch Lycopin, Lutein und Zeaxanthin.
Unsere Bezeichnung „Beta-Carotin" ist nämlich eine Sammelbezeichnung für viele einzelne Carotinoide, die im Körper sehr unterschiedliche Aufgaben haben. Die **Trans-Formen** können in Vitamin A umgewandelt werden, die

Cis-Formen und weitere Carotinoide dienen als hoch aktive Antioxidantien mit verschiedenen Aufgabenbereichen.

Die Aufnahme synthetischer oder „einfach gestrickter" Beta-Carotin-Lieferanten kann schädlich sein. Es handelt sich dabei nämlich um reine Trans-Formen, die ausschließlich als Vitamin A-Lieferanten dienen. Die schützende Wirkung der vielen anderen Formen fehlt hier völlig. Also wieder einmal der Tipp: Finger weg von synthetischen Vitaminen!

Eisen

Ist:
Ein Mineralstoff (Guter Lieferant ist Korallencalcium)
Besonders wichtig bei:
- ✓ Blutarmut
- ✓ Schwachem Immunsystem
- ✓ Schwangeren und Stillenden
- ✓ Schlechter Sauerstoff-Versorgung
- ✓ Starken Blutungen
- ✓ Oxidativem und nitrosativem Stress

Entscheidende Aufgaben:
- ✓ Sauerstofftransport im Blut
- ✓ Teil von Enzymen, die am Energie-Stoffwechsel und der Regulierung von Freien Sauerstoff-Radikalen beteiligt sind.

Besonderheiten:
Vitamin C verbessert die Resorption von Eisen. Die Versorgung mit Eisen über eisenhaltige Präparate ist schwierig und häufig verbessert sich zwar die Eisenversorgung nicht oder wenig, stattdessen können Verdauungsstörungen mit Verstopfung auftreten. Hervorragender Lieferant ist Korallencalcium.

Glucosamin

Ist:
Ein natürlicher Rohstoff aus Fischeiweiß
Besonders wichtig bei:
- ✓ Arthrose
- ✓ Arthritis
- ✓ Gelenk- und Knochen-Verletzungen
- ✓ Knorpelschäden

Entscheidende Aufgaben:
- ✓ Liefert den Rohstoff die Bildung von Knorpelmasse

Besonderheiten:

Sollte nicht angewendet werden bei einer Unverträglichkeit auf Fischeiweiß.

Glutamin

Ist:

Eine semi-essentielle Aminosäure, die bei der Herstellung von Glutathion benötigt wird.

Besonders wichtig bei:
- ✓ Darmproblemen
- ✓ Oxidativem und nitrosativem Stress

Entscheidende Aufgaben:
- ✓ Antioxidans – stärkt dabei körpereigene Systeme.
- ✓ Ist entscheidend am Aufbau der Darmschleimhaut beteiligt.
- ✓ Wichtiger Bestandteil des Tripeptids Glutathion
- ✓ Energielieferant für weiße Blutkörperchen

Glutathion

Ist:

Ein so genanntes Tripeptid, das aus den Aminosäuren Cystein, Glycin und Glutamin im Körper gebildet wird.

Besonders wichtig bei:
- ✓ Bei oxidativem und nitrosativem Stress
- ✓ Geschwächtem Immunsystem
- ✓ Schadstoff-Belastung
- ✓ Fortgeschrittenem Alter – und das beginnt schon Mitte 40. Sorry!

Entscheidende Aufgaben:
- ✓ Hochaktives Antioxidans – stärkt dabei körpereigene Systeme.
- ✓ Kann DNA-Schäden reparieren.
- ✓ Reduziert Alterungsprozesse im Inneren der Zellen.
- ✓ Leitet Schadstoffe aus öligen und wässrigen Bereichen des Körpers aus und durchdringt dabei die Blut-Hirn-Schranke.

Granatapfel-Extrakt
Ist:
Ein Fruchtextrakt, auch hier sind wieder spezifische Polyphenole die wichtigsten Wirkstoffe.
Besonders wichtig bei:
- ✓ Oxidativem und nitrosativem Stress
- ✓ Herz-Kreislauf-Erkrankungen
- ✓ Krebserkrankungen

Entscheidende Aufgaben:
- ✓ Setzt an verschiedenen Stellen der Entstehung von Krebs an und zeigt hier deutlich positive Wirkung.
- ✓ Unterstützt körpereigene Systeme gegen oxidativen und nitrosativen Stress.
- ✓ Stärkt den Herzmuskel und fördert seine Durchblutung.
- ✓ Hilft Ablagerungen in den Gefäßen abzubauen.

Grapefruit Flavonoide
Sind:
Sind hochwirksame Bestandteile der Grapefruit
Besonders wichtig bei:
- ✓ Darmproblemen
- ✓ Schwachem Immunsystem
- ✓ Oxidativem und nitrosativem Stress

Entscheidende Aufgaben:
- ✓ Hochaktives Antioxidans – stärkt dabei körpereigene Systeme
- ✓ Wirksam gegen Darmpilze.
- ✓ Entzündungshemmend.

Besonderheiten:
Es handelt sich dabei nicht um *die* Bestandteile der Grapefruit, denen Interaktionen (Wechselwirkungen) mit bestimmten Medikamenten zugeschrieben werden! Bei Grapefruitsaft und –extrakten kann Vorsicht geboten sein. Die Flavonoide enthalten auch keine Säure.

Heidelbeere
Ist:
Eine Frucht

Besonders wichtig bei:
- ✓ Durchblutungsstörungen
- ✓ Augenproblemen
- ✓ Oxidativem und nitrosativem Stress

Entscheidende Aufgaben:
- ✓ Verbessert die Durchblutung auch in kleinsten Gefäßen.
- ✓ Stärkt die Sehkraft.
- ✓ Aktiviert die Produktion von Sehpurpur (Fähigkeit im Dunkeln zu sehen).
- ✓ Stärkt körpereigene Systeme gegen nitrosativen und oxidativen Stress.

Besonderheiten:
Heidelbeeren enthalten besonders viel Anthocyan. Das ist ein blauer Pflanzenfarbstoff, der für seine wichtigen gesundheitlichen Vorteile bekannt ist. Außerdem sind sie reich an Carotinoiden, den Vitaminen B1, B2, B3, B5, B6, Biotin, Folsäure und Vitamin C sowie Calcium, Eisen, Chrom, Zink und Mangan.

Heilpilze – zum Beispiel Shiitake, Maitake, Reishi

Sind:
Spezielle Pilzsorten

Besonders wichtig bei:
- ✓ Krebserkrankungen, schwachem Immunsystem
- ✓ Allergien und Autoimmunerkrankungen
- ✓ Vitamin D-Mangel
- ✓ Oxidativem und nitrosativem Stress

Entscheidende Aufgaben:
- ✓ Können krebserregende Substanzen im Darm abbinden und ausleiten.
- ✓ Enthalten Provitamin D2 – eine Vorstufe zu Vitamin D.
- ✓ Unterstützen körpereigene Systeme gegen oxidativen und nitrosativen Stress.
- ✓ Modulieren und stärken das Immunsystem.

Hyaluronsäure (Hyaluron)

Ist:
Ein körpereigener Stoff

Besonders wichtig bei:
- ✓ Gelenkproblemen
- ✓ Hautproblemen

✓ Augenproblemen

Entscheidende Aufgaben:
✓ Kann viel Wasser binden und sorgt so für eine gute Versorgung der Haut.
✓ Ist Bestandteil der Gelenksflüssigkeit.
✓ Sorgt für eine ausgeglichene Versorgung mit Tränenflüssigkeit.

Besonderheiten:
Hyaluronsäure wird vom Körper selbst hergestellt. Normalerweise ist das Hyaluron-Molekül (-Teilchen) so groß, dass es im Dünndarm nicht ins Blut übergehen kann. Man nennt dies langkettige Hyaluronsäure. Seit einigen Jahren ist es möglich, Hyaluron in natürlichen Verfahren in kleine (kurzkettige) Moleküle zu zerlegen, die resorbiert werden können. Deshalb ist Hyaluronsäure heute auch zur Nahrungsergänzung geeignet.

Korallencalcium

Ist:
Ein Naturstoff aus abgestorbenen Sango-Korallen

Besonders wichtig bei:
✓ Übersäuerung
✓ Mangel an Mineralstoffen und Spurenelementen und allen damit verbundenen Krankheiten und Problemen
✓ Einnahme von Medikamenten zum Beispiel Diuretika
✓ Sportlern

Entscheidende Aufgaben:
✓ Versorgung mit **allen** Mineralstoffen und Spurenelementen wie Calcium, Magnesium, Zink, Eisen, Chrom, Selen und vielen mehr
✓ Entsäuerung

Besonderheiten:
Für die Gewinnung von Korallencalcium werden Korallen nicht abgetötet, vielmehr werden Reste abgestorbener Korallen an der Meeresoberfläche geerntet. Korallencalcium enthält über 70 verschiedene Mineralstoffe, wie Eisen, Kalium, Natrium, Zink, Selen, Mangan, Molybdän, Chrom, Vanadium, Germanium, Strontium, Calcium und Magnesium.
Es ist bis zu 100 % bioverfügbar! Der Anteil an Magnesium und Calcium ist sehr hoch. Beide liegen natürlich und in optimalem Verhältnis vor. Auffällig ist außerdem, dass die Mineralstoff-Zusammensetzung von Korallencalcium

exakt der des menschlichen Skeletts entspricht. Das erleichtert den Einbau der Mineralien in die Knochen.

Lysin

Ist:
Eine essentielle, basische Aminosäure
Besonders wichtig bei:
- ✓ Herpes- und anderen viralen Infektionen
- ✓ Bindegewebsschwäche
- ✓ Carnitin-Mangel
- ✓ Einnahme der Aminosäure Arginin

Entscheidende Aufgaben:
- ✓ Wirkt Viren, vor allem Herpes-Viren entgegen
- ✓ Festigt Bindegewebsstrukuren
- ✓ Unterstützt die körpereigene Herstellung von Carnitin
- ✓ Ist Gegenspieler von Arginin – Arginin sollte nicht ohne Lysin eingenommen werden.

Maca

Ist:
Eine Pflanze, verwendeter Teil ist die Wurzel
Besonders wichtig bei:
- ✓ Mangel an Sexualhormonen, besonders bei Männern
- ✓ Prostata- und Blasenproblemen

Entscheidende Aufgaben:
- ✓ Verstärkt die Durchblutung im Beckenbereich und fördert so die Bildung geschlechtsspezifischer Sexualhormone

Besonderheiten:
Maca wächst in den Hochebenen der peruanischen Anden in einer Höhe von über 3.500 Metern. Die dort herrschenden extremen Bedingungen erklären die hervorragende Ausstattung der Pflanze mit hochaktiven Nährstoffen. Maca enthält gute Kohlenhydrate, Faserstoffe und viele Aminosäuren sowie Eisen, Calcium, Magnesium, Phosphor, Zink, die Vitamine B1, B2 und B12, Vitamin C, E und ätherische Öle.
Aufgrund der Aktivierung der Beckendurchblutung gilt es auch als potenzförderndes Aphrodisiakum.

Methionin

Ist:

Eine essentielle Aminosäure

Besonders wichtig bei:

- ✓ Allergien, Autoimmunerkrankungen
- ✓ Leberproblemen
- ✓ Denk- und Merkfähigkeit
- ✓ Arthrose, Gelenkproblemen

Entscheidende Aufgaben:

- ✓ Gleicht den Histaminspiegel aus.
- ✓ Unterstützt die Arbeit von Carnitin, Cholin und Inositol.
- ✓ Als Schwefel-Lieferant ist es wichtig bei Gelenk- und Knorpel-Problemen.

Natriumbicarbonat

Ist:

Ein Mineralstoff

Besonders wichtig bei:

- ✓ Übersäuerung und allen Folge-Problemen

Entscheidende Aufgaben:

Säurepuffer

OPC (oligomere Proanthocyanidine)

Ist:

Ein pflanzlicher Stoff, der vor allem in Stängeln und Kernen von Trauben vorkommt.

Besonders wichtig bei:

- ✓ Oxidativem und nitrosativem Stress
- ✓ Neigung zu blauen Flecken, Venenproblemen, Durchblutungsstörungen
- ✓ Bluthochdruck und Herz Kreislauf-Erkankungen

Entscheidende Aufgaben:

- ✓ Stärkt kollagene und elastine Strukturen und gibt Gewebe mehr Elastizität (auch Blutgefäßen).
- ✓ Hochwirksames Antioxidans

Besonderheiten:

OPC gilt als das wirksamste bekannte natürliche Antioxidans (in USA sogar als solches patentiert). OPC wird schnell vom Körper aufgenommen und ist zu 100% bioverfügbar. Es durchdringt die Blut-Hirn-Schranke, bereits nach

24 Stunden verdoppelt sich die Widerstandsfähigkeit der Gefäße. OPC sollte möglichst zusammen mit Vitamin C-haltigen Naturstoffen eingenommen werden. Das verstärkt die Wirkung beider Stoffe immens.

Opuntia

Ist:
Ein Pflanzenstoff aus einer mexikanischen Feigenkaktus-Art
Besonders wichtig bei:
- ✓ Diäten
- ✓ Hohen Blutfettwerten
- ✓ Problemen mit dem Blutzucker
- ✓ Hungerattacken

Entscheidende Aufgaben:
- ✓ Bindet im Magen Fette auf natürliche Weise ab und verhindert so ihre Resorption. Ganz ohne gesundheitliche Belastung!
- ✓ Verlängert die Magenverweildauer von Speisen und dämpft so den Hunger.
- ✓ Verlangsamt die Aufnahme von Glucose und wirkt so insulinsparend.

Besonderheiten:
Opuntia soll nicht statt einer Ernährungsumstellung eingesetzt werden. Ist allerdings für Tage des Luxus, also bei Einladungen, beim Essengehen oder wenn man die Kantine besucht (das ist vielleicht weniger Luxus) sehr gut geeignet.

Papain

Ist:
Ein hochaktives Enzym aus Papaya-Kernen
Besonders wichtig bei:
- ✓ Darmproblemen
- ✓ Parasitärer Belastung

Zur regelmäßigen Darmhygiene
Entscheidende Aufgaben:
- ✓ Stark Eiweiß spaltend
- ✓ Löst Ablagerungen im Darm (Darmreinigung).
- ✓ Tötet Parasiten ab.

Besonderheiten:

Papain ist ein hochaktives Enzym, das nicht im Fruchtfleisch, sondern in den Kernen von Papaya vorliegt. Es ist das einzige Enzym, das nicht von Säure zerstört wird. Seine stark Eiweiß spaltende Wirkung, sorgt dafür, dass Eiweiß aus Lebensmitteln besser in seine Einzelteile zerlegt und damit besser resorbiert wird. Papain löst Ablagerungen von den Darmwänden und reinigt so den Darm schonend. Parasiten werden abgetötet.

Deshalb ist die regelmäßige Aufnahme von Papain zum Erhalt eines gesunden Systems „Darm" besonders wichtig!

Bitte beachten Sie, dass Enzyme nicht nach der Menge, sondern der Aktivität der Rohstoffe bewertet werden.

Phosphatidylcholin

Ist:

Ein körpereigener, vitaminähnlicher Stoff

Besonders wichtig bei:

✓ Herz-Kreislauf-Erkrankungen
✓ Denk- und Merkfähigkeit, Vergesslichkeit, Konzentrationsstörungen bis hin zur Demenz
✓ Leberproblemen
✓ Darmproblemen (Reizdarm, Morbus Crohn uvm.)

Entscheidende Aufgaben:

✓ Wichtiger Bestandteil der Zellmembran – wichtig für intakte Zellen und Zellerneuerung.
✓ Schutz der Darmschleimhaut, besonders im Dick- und Enddarm
✓ Hochaktiver Neurotransmitter

Besonderheiten:

Phospatidylcholin ist der wichtigste wirksame Bestandteil von Lecithin. Allerdings ist hier Lecithin in seiner „Urform" (also wie es einmal entdeckt wurde) gemeint. Das heute angebotene Lecithin ist meist ein billiger Extrakt aus Soja (Sojalecithin) und enthält nur noch geringe Anteile an Phosphatidylcholin (statt über 50% ca. 8%), dafür aber einen hohen Anteil an ungesunden gesättigten Fettsäuren. Die Wirksamkeit dieser Lecithin-Produkte ist also durchaus fraglich.

Probiotische Bakterien (Probiotika)

Sind:

Darmbakterien

Besonders wichtig bei:

- ✓ Problemen mit der Darmflora und zur ihrer regelmäßigen Pflege
- ✓ Allen Problemen, die mit einer gestörten Darmflora zusammenhängen.
- ✓ Nach bzw. während der Einnahme von Medikamenten, vor allem Antibiotika
- ✓ Nach Darmspiegelungen

Entscheidende Aufgaben:

- ✓ Aufbau einer gesunden Darmflora
- ✓ Produktion von Enzymen, Vitaminen und vielen körpereigenen Stoffen

Besonderheiten:

Diese Stämme von probiotischen Bakterien müssen besonders aktiv sein, damit sie sich im Darm gut vermehren können. Die in vielen Lebensmitteln enthaltenen Bakterienstämme sind oft stark geschwächt (damit sie in den Lebensmitteln nicht bereits mit der Fortpflanzung beginnen und ihre Zahl „explodiert") und damit meist ziemlich wenig wirksam. Die wichtigsten probiotischen Bakterien sind: Lactobacillus acidophilus, Lactobacillus rhamnosus, Bifidobacterium breve, Bifidobacterium longum, Bifidobacterium bifidum, Lactobacillus casei.

PuErh Tee

Ist:

Ein hochwertiger Tee – enzymatisch weiter verarbeiteter Grüner Tee

Besonders wichtig bei:

- ✓ Darm- und Verdauungsproblemen (auch Verstopfung) und allen Problemen, die damit einhergehen.
- ✓ Leberproblemen
- ✓ Diäten
- ✓ Erhöhten Harnsäure-Werten

Entscheidende Aufgaben:

- ✓ Aktiviert den Leberstoffwechsel.
- ✓ Regt den Stoffwechsel an.
- ✓ Verbessert die Fettverdauung.
- ✓ Gleicht Harnsäure-Werte aus.

Besonderheiten:
PuErh Tee ist fermentierter Grüner Tee. Der lange Herstellungsprozess macht diesen Tee besonders wertvoll, weshalb er im alten China als Tee der Kaiser bezeichnet wurde. Durch unseriöse Geschäftemacher wurde PuErh teilweise in ein sehr schlechtes Licht gerückt. Hochwertige Sorten sind allerdings sehr empfehlenswert. PuErh Tee ist reich an Vitamin C und E, Zink, Calcium, Magnesium, Fluor, Enzymen und Flavonoiden.

Q10 (Coenzym Q10)
Ist:
Ein vitaminähnliches Coenzym
Besonders wichtig bei:
- ✓ Nitrosativem und oxidativem Stress
- ✓ Organschwäche
- ✓ Antriebsschwäche
- ✓ Problemen mit dem Herz-Kreislauf-System
- ✓ Personen über 40, Schwangeren, Sportlern, Vegetariern
- ✓ Stress

Entscheidende Aufgaben:
- ✓ Stärkt körpereigene Systeme bei nitrosativem und oxidativem Stress
- ✓ Ist hochwichtiger Baustein zur Bildung von ATP (Energie, die in den Mitochondrien produziert wird)

Besonderheiten:
Besondere Wichtigkeit kommt Q10 im Sauerstoffwechsel der Mitochondrien zu. Denn einerseits ist es dort wichtiger Baustein für den Umbau von Nährstoffen in den Energielieferanten ATP. Andererseits liegt es als hoch aktives Antioxidans direkt in den Mitochondrien vor und entschärft dort entstehende Sauerstoff-Radikale sofort.
Q10 kann nur über Fleisch aufgenommen werden. Zur Eigenproduktion (Synthese) im Körper werden wichtige Nährstoffe (Niacin, Vitamin B6, Pantothen, Folsäure und Vitamin B12) benötigt, deren Versorgung ohnehin oft kritisch ist. Die körpereigene Synthese von Q10 lässt ab dem 40. Lebensjahr immer weiter nach.

Interessant ist dazu eine Q10-Messung in Organen, die 1989 von Kalèn et al. durchgeführt wurde.

Abnahme der Q10-Werte bei Älteren (in %) / 100% = 19-21-Jährige		
Organ	39 bis 43-Jährige	77 bis 78-Jährige
Herz	-31,8	-57,1
Lunge	0	-48,3
Niere	-27,4	-34,7
Bauchspeicheldrüse	-8,1	-69,0
Nebenniere	-24,2	-47,2

Cholesterinsenkende Medikamente, Betablocker und Antidepressiva behindern die Synthese (Herstellung) von Q10 und können damit die Q10 Versorgung weiter in Frage stellen.

Quercetin

Ist:
Ein Pflanzenstoff, den man z.B. in Zwiebeln findet.
Besonders wichtig bei:
✓ Nitrosativem und oxidativem Stress
✓ Allergien und Autoimmunerkrankungen
✓ Krebs
✓ Diabetes
Entscheidende Aufgaben:
✓ Stärkt körpereigene Systeme bei nitrosativem und oxidativem Stress.
✓ Hat ausgleichende Wirkung auf unser Immunsystem.
✓ Hemmt das Wachstum von Krebszellen.
✓ Verhindert die Ansammlung von Sorbitol bei diabetischen Stoffwechselstörungen.

Resveratrol

Ist:
Ein Pflanzenstoff, der vor allem Kernen und Stängeln von Trauben vorkommt.
Besonders wichtig bei:
✓ Nitrosativem und oxidativem Stress
✓ Allergien und Autoimmunerkrankungen

- ✓ Krebs
- ✓ Hohen Blutfettwerten
- ✓ Herz-Kreislauf-Erkrankungen

Entscheidende Aufgaben:
- ✓ Stärkt körpereigene Systeme bei nitrosativem und oxidativem Stress.
- ✓ Hat ausgleichende Wirkung auf unser Immunsystem.
- ✓ Hemmt das Wachstum und die Ausbreitung von Krebszellen.
- ✓ Unterstützt den Fettstoffwechsel.
- ✓ Wirkt antithrombotisch (gegen Blutgerinnsel).

Selen
Ist:

Ein Spurenelement (guter Lieferant ist Korallencalcium)

Besonders wichtig bei:
- ✓ Nitrosativem und oxidativem Stress
- ✓ Schlechter Sauerstoff-Versorgung
- ✓ Krebs
- ✓ Allergien und Autoimmunerkrankungen
- ✓ Herz-Kreislauf-Erkrankungen

Entscheidende Aufgaben:
- ✓ Hochaktives Antioxidans – stärkt dabei körpereigene Systeme. Ist entscheidend an der entgiftenden Arbeit von Glutathion (Glutathion-Peroxidase) beteiligt.
- ✓ Verbessert die Sauerstoff-Versorgung.
- ✓ Hat ausgleichende Wirkung auf unser Immunsystem.
- ✓ Hemmt das Wachstum von Krebszellen.

Besonderheiten:
Der saure Regen, der unsere Böden heute so stark belastet, enthält Schwefel. Und dieser Schwefel macht das Selen, das im Boden enthalten ist, unverwertbar. Die Folge: Unsere Lebensmittel enthalten zu wenig von diesem Spurenelement. Deshalb gehört Selen zu den Stoffen, bei denen eine Unterversorgung äußerst häufig ist.

Spirulina

Ist:

Eine Mikro-Alge

Besonders wichtig bei:

✓ Schadstoff-Belastung

✓ Hautproblemen und zur allgemeinen guten Versorgung mit Nährstoffen.

Entscheidende Aufgaben:

✓ Ausleitung von Schadstoffen

✓ Versorgt den Körper mit wichtigen essentiellen Fettsäuren, hochwertigen Vitaminen, Carotinoiden und Mineralstoffen.

Stevia

Ist:

Eine Pflanze

Besonderheiten:

Stevia ist ein Kraut, das aus den Subtropen stammt. Neben einer durchaus positiven Wirkung auf unsere Gesundheit hat diese Pflanze eine enorme Süßkraft (schmeckt dabei leicht bitter). Und obwohl sie seit Menschengedenken von Menschen verzehrt wird, wurde sie vor Jahren in der EU nicht als Lebensmittel zugelassen. Erst 2011 – als ein Großkonzern erneut die Anmeldung forcierte – erfolgte die Zulassung als Lebensmittel-Zusatzstoff. Weitere Kommentare möchte ich dazu nicht abgeben. Vielleicht nur, dass nach dieser Zulassung zu befürchten steht, dass diese Pflanze so stark manipuliert und durch industrielle Anpflanzung verändert wird, dass auch sie an Natürlichkeit verliert.

Taurin

Ist:

Ein körpereigener Stoff, ähnlich einer Aminosäure

Besonders wichtig bei:

✓ Herz-Kreislauf-Erkrankungen

✓ Diabetes

✓ Nitrosativem und oxidativem Stress

Entscheidende Aufgaben:

✓ Taurin senkt den intrazellulären Calciumspiegel, der zu Bluthochdruck führt.

✓ Fehlt häufig bei Diabetikern

- ✓ Reguliert die Bildung von NO-Gas
- ✓ Stärkt körpereigene Systeme im Ausgleich von nitrosativem und oxidativem Stress

Tryptophan

Ist:

Eine essentielle Aminosäure

Besonders wichtig bei:

- ✓ Psychischen, mentalen Problemen, Unruhe, Stress, Schlaflosigkeit
- ✓ Darmproblemen (Serotonin ist auch wichtig für das **enterale Nervensystem**)

Entscheidende Aufgaben:

- ✓ Es kann in das stimmungsaufhellende und ausgleichende Hormon Serotonin umgebaut werden.

Yams

Ist:

Ist eine Pflanze – Wilder Mexikanischer Yams

Besonders wichtig bei:

- ✓ Progesteronmangel bzw. Östrogendominanz und allen Beschwerden, die damit einhergehen.
- ✓ Wechseljahrsbeschwerden und allen Beschwerden, die damit einhergehen.
- ✓ PMS – Prämenstruellem Syndrom und allen Beschwerden, die damit einhergehen.

Entscheidende Aufgaben:

- ✓ Das in Yams enthaltene Diosgenin kann vom Körper in Progesteron, aber auch in DHEA (ein Junghormon), umgewandelt werden.

Besonderheiten:

Der Wirkstoff wird aus der Wurzel der krautigen Pflanze gewonnen, die aus Mexiko stammt.

Zimt

Ist:
Ein Gewürz

Besonders wichtig bei:
- ✓ Diabetes Typ 2
- ✓ Insulinsparender Ernährung
- ✓ Konsum „schneller" Zucker (z.B. Zuckersorten, weißes Mehl)

Entscheidende Aufgaben:
- ✓ Wird vom Körper statt Insulin eingesetzt und senkt so den Blutzuckerspiegel auf natürliche Weise.
- ✓ Wirkt verdauungsfördernd.

Besonderheiten:
Zimt und alle so genannten Weihnachtsgewürze sollten nicht von Schwangeren verzehrt werden, da sie Wehen auslösen können. Deshalb leider nicht bei Schwangerschafts-Diabetes geeignet!

Zink

Ist:
Ein Mineralstoff (guter Lieferant ist Korallencalcium)

Besonders wichtig bei:
- ✓ Diabetes
- ✓ Schwachem Immunsystem
- ✓ Problemen mit Haut, Haaren und Nägeln

Entscheidende Aufgaben:
- ✓ Hat ausgleichende Wirkung auf den Glucosespiegel und ist an der Produktion von Insulin beteiligt.
- ✓ Ein Mangel führt zu einer Schwächung des Immunsystems.
- ✓ Ist am Eiweiß-Stoffwechsel und vielen anderen wichtigen körpereigenen Systemen beteiligt.

Lachen ist die beste Medizin

Ja, das war's! Ich hoffe, Sie hatten Spaß dabei, mit mir durch dieses Buch zu gehen, und ich danke Ihnen für die Zeit, die Sie dafür geopfert haben. Natürlich hoffe ich, dass ich viel Wissen wieder an die Oberfläche bringen konnte, aber auch das Eine oder Andere an Neuigkeiten zu berichten hatte. Vielleicht konnte ich auch Ihren Blick schärfen, damit er Normalität wieder besser von Luxus unterscheiden kann!

Besonders wichtig war mir, Ihnen die vielen Fakten und wissenschaftlichen Zusammenhänge nicht im trockenen und unpersönlichen Ton zu präsentieren. Denn sie sind zu entscheidend, als dass man über sie in einschläfernden, trockenen Worten berichten sollte.
Freude am Leben, Spaß an Zusammenhängen, egal wie ernst sie scheinen, sind wichtige Faktoren, die unseren Systemen Power für neue und schwierige Aufgaben geben.
Sie wissen ja: Lachen ist die beste Medizin! Ich muss gestehen, ich habe beim Schreiben innerlich oft gelacht!

Kapitel 7
Sie möchten noch mehr wissen – oder sich individuell beraten lassen?

Wenn man sich so intensiv mit gesundheitlichen Fragen und Problemen beschäftigt hat, möchte man diese Themen manchmal auf persönliche oder individuelle Probleme projiziert wissen.

Leider kann ich nicht jedem von Ihnen persönlich Rede und Antwort stehen, obwohl wir dabei vielleicht viel Spaß hätten! Seit vielen Jahren führe ich aber Fortbildungs-Veranstaltungen für Fachkräfte durch, in denen wir sehr intensiv über Gesundheitsthemen diskutieren, und ich mein Wissen „zum Besten" geben darf.

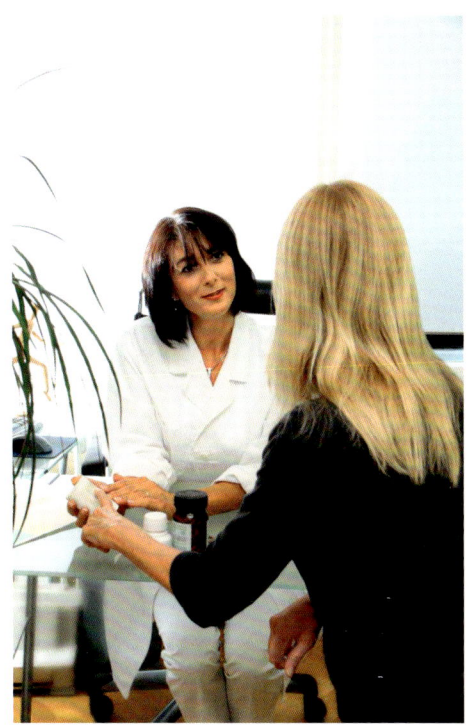

Um Ihnen den Kontakt zu einem dieser Fachkräfte zu ermöglichen, habe ich eine Auswahl der Kontakt-Adressen, nach Postleitzahlen sortiert, diesem Buch angehängt.

Weitere Infos finden Sie auch im Internet unter: www.naturschutzgebiet-mensch.de.

Deutschland (D)
Bei Telefonaten aus dem Ausland bitte die 0049 vorwählen und die 0 der Vorwahl weglassen.

PLZ	Anschrift

22049   **Frank Glatzer**, Gesundheitsberater (IfEG)
Gesundheitspraxis Dulsberg, Stormarner Straße 7, 22049 Hamburg
☎ 040/280 589 28, reiki@gesundheitspraxis-frankglatzer.de,
www.gesundheitspraxis-frankglatzer.de

22523   **Ilona Thun**, Heilpraktikerin
Praxis für Naturheilkunde, Dallbregenstieg 7, 22523 Hamburg
☎ 040/866 260 38, Fax 040/866 260 39
ilona.thun@gmx.de

24937   **Susanne Post**, Gesundheitsberaterin (IfEG)
Hands of Harmony, Pilkentafel 3, 24937 Flensburg
☎ 0173/911 37 80
handsofharmony@web.de, www.kosmetik-flensburg.de

25451   **Frank Glatzer**, Gesundheitsberater (IfEG)
Apotheke am Ziegenweg, Ziegenweg 4, 25451 Quickborn
☎ 04106/62 62 33

26160   **Iris Lehmann**, Gesundheitsberaterin (IfEG), Kosmetik & Fußpflege,
Elmendorfer Damm 9, 26160 Bad Zwischenahn
☎ 04403/81 89 04 und 0170/174 56 65
iris@lehmann-bz.de, www.kosmetik-lehmann.de

30163   **Sylvia Abert**, Gesundheitsberaterin (IfEG)
Gesundheitsberatung, Voßstraße 63, 30163 Hannover
☎ 0511/66 07 26

30419   **Petra Mehrtens,** Gesundheitsberaterin (IfEG)
Studio 43, Am Fuhrenkampe 43, 30419 Hannover
☎ 0177/533 19 22
petra.mehrtens@freenet.de

214

PLZ	Anschrift

30459 **Gabriele Schmidbauer-Ritscher**, Gesundheitsberaterin (IfEG)
Gesundheitsberatung, Beekestraße 88E, 30459 Hannover
☎ 0511/42 66 22

30916 **Sigrid Prusko**, ärztlich geprüfte Ernährungsberaterin,
Gesundheitsberaterin (IfEG)
Ernährungsberatung, Hainhäuser Weg 10, 30916 Isernhagen
☎ 0511/77 50 07
neurodermi@aol.com, www.Neurodermitis-Beratungsstelle.de

30938 **Aniela Petrak**, Heilpraktikerin
Naturheilpraxis, Schrotgang 24, 30938 Burgwedel
☎ 05139/89 31 71, Fax 05139/89 31 72
aniela.petrak@gmx.de, www.aniela-petrak.de

31275 **Sabine Aldag**, Gesundheitsberaterin (IfEG),
La Bella Vita - Fachinstitut für Anti Aging,
Bodyforming Gesundheit & Ernährung,
Magdalenenweg 15, 31275 Lehrte, ☎ 05136/20 32
info@la-bella-vita.eu, www.la-bella-vita.eu

33178 **Dr. med. Ute Schulte**, Fachärztin für Allgemeinmedizin
Praxis für Allgemeinmedizin, Twete 12, 33178 Borchen
☎ 05251/10 80 88, Fax 05251/10 80 79
ute-mathias-schulte@arcor.de

33178 **Mathias Schulte**, Frequenz – Therapeul
Praxis für Allgemeinmedizin, Twete 12, 33178 Borchen
☎ 05251/10 80 88, Fax 05251/10 80 79
ute-mathias-schulte@arcor.de

35232 **Renate Schwab**, Gesundheitsberaterin (IfEG)
Gesundheitsberatung, Kantstraße 3, 35232 Dautphetal
☎ 06466/4 33

35390   **Brigitte Wehner,** Phytotherapeutin, Kosmetikerin,
        Gesundheitsberaterin (IfEG)
        Gesundheitsberatung, Neustadt 4, 35390 Gießen
        ☎ 0641/3 42 00, beautywehn@gmx.de

40235   **Martina Mittmann,** Gesundheitsberaterin (IfEG)
        Institut für Kosmetik & ganzheitliche Hautpflege, Bruchstraße 7,
        40235 Düsseldorf, ☎ 0211/171 768 22
        info@kosmetik-mittmann.de, www.kosmetik-mittmann.de

40477   **Eun Hi Bender,** Ernährungsberaterin, Dipl.-Pädagogin,
        Gesundheitsberaterin (IfEG)
        LiJane Cosmetics, Stockkampstraße 4, 40477 Düsseldorf
        ☎ 0211/169 740 20, lijanecosmetics@gmail.com,
        www.lijanecosmetics.com

40699   **Ivone Helena Kewitz,** Bioenergetikerin
        KOMM' UND GEH' – PRAXIS FÜR BIOENERGETIK
        Niermannsweg 11-15 (Büro 006-008 im Office Center),
        40699 Erkrath, ☎ 0211/250 31 80
        info@bioenergetik-erkrath.de, www.bioenergetik-erkrath.de

40822   **Marianne Passmann-Gutt,** Gesundheitsberaterin (IfEG)
        Ganzheitskosmetik, Düsseldorfer Straße 139, 40822 Mettmann
        ☎ 02104/97 62 06, Fax 02104/97 62 07
        Jgutt@t-online.de

40883   **Christiane Wittekind,** Heilpraktikerin
        Praxis für Naturheilkunde und Obcron-Analyse, Am Altenhof 17, 40883
        Ratingen, ☎ 02102/894 99 41
        mail@hp-wittekind.de, www.hp-wittekind.de

42369   **Veronika Böning,** Gesundheitsberaterin (IfEG)
        Gesundheitsberatung, Anemonenstraße 8, 42369 Wuppertal
        ☎ 0202/246 14 66, Veronika-boening@gmx.de

PLZ	Anschrift

44139 **Henriette Kersten**, Gesundheitsberaterin (IfEG)
Hautbehandlungscenter, Saarlandstraße 100, 44139 Dortmund
☏ 0231/12 73 31, www.hautbehandlungscenter.de

44225 **Irmgard Ehrenberg,** Gesundheitsberaterin (IfEG)
Cosmetik Ehrenberg, Baroper-Bahnhofstraße 57, 44225 Dortmund
☏ 0231/727 34 29

44892 **Maria F. Sohn**, Gesundheitsberaterin (IfEG)
Institut Sohn&Sohn-Cosmetics, Alte Bahnhofstraße 5, 44892 Bochum
☏ 0234/29 20 00, institut@maria-sohn.de, www.maria-sohn.de

45130 **Beate Koch,** Heilpraktikerin
Ganzheitliche Heilkunde, Reginenstraße 2a, 45130 Essen
☏ 0201/243 72 98, info@beate-koch.de, www.beate-koch.de

45711 **Zita Hesse**, Heilpraktikerin
Ausbildungszentrum Naturheilkunde, Am Sutumer Graben 2,
45711 Datteln, ☏ 0201/846 21 70, Fax 0201/565 99 10 07
zitahesse@ausbildungszentrum-naturheilkunde.de
www.ausbildungszentrum-naturheilkunde.de

47179 **Sabine Bradtner,** Gesundheitsberaterin (IfEG)
Schönheitscenter, Kurfürstenstraße 25, 47179 Duisburg
☏ 0203/49 01 54, Fax 0203/49 37 50
binebradtner@web.de

47239 **Claudia Liedtke-Buchta**, Gesundheitsberaterin (IfEG)
CLB-Fachberatung, Dorfstraße 65, 47239 Duisburg
☏ 02151/644 56 91
info@clb-kosmetik.de, www.clb-kosmetik.de

47546 **Christel Bartnick**, Heilpraktikerin
Praxis für Alternative Medizin & Naturheilkunde, Marienblum 18, 47546
Kalkar, ☏ 02824/977 89 48, Fax 02824/977 89 47
hp.chr.m.bartnick@t-online.de, www.naturheilverfahren-bartnick.de

PLZ	Anschrift

47803   **Nicole Belefantis,** Gesundheitsberaterin (IfEG)
Pro Aesthetic, Wilmendyk 46b, 47803 Krefeld,
☎ 02151/361 94 84
info@pro-aesthetic.net, www.pro-aesthetic.net

48341   **Ute Thiel,** Gesundheitsberaterin (IfEG)
Gesundheitsberatung, Grüner Weg 44, 48341 Altenberge
☎ 02505/26 99, Fax 02505/53 74

49124   **Heike Zumbrägel,** Gesundheitsberaterin (IfEG)
Kosmetikstudio Harderberg, Pappelgraben 5,
49124 Georgsmarienhütte, ☎ 05401/87 18 40
heike.zumbraegel@osnanet.de, www.kosmetikstudio-harderberg.de

49152   **Simone Maschmeyer,** Gesundheitsberaterin (IfEG)
Kosmetik-Institut, Am Kanal 15, 49152 Bad Essen
☎ 05472/36 25, info@kosmetik-simone-maschmeyer.de,
www.kosmetik-simone-maschmeyer.de

49661   **Hiltrud Witte,** Heilpraktikerin, Dip.Ac Singapore
Heilpraktiker-Praxis, Bahnhofstraße 36, 49661 Cloppenburg
☎ 04471/93 19 09, www.heilpraktikerin-in-cloppenburg.de

50389   **Annegret Thomas,** Gesundheitsberaterin (IfEG)
Beautyhands, Westring 4-6, 50389 Wesseling
☎ 02236/89 77 88
mail@beautyhands.de, www.beautyhands.de

50858   **Jeanette Herget,** Gesundheitsberaterin (IfEG)
Derma Cosmetic Farm, Kirchweg 2a, 50858 Köln-Junkersdorf
☎ 0221/995 536 00, Fax 0221/99 87 42 83
info@jeanetteherget.de, www.jeanetteherget.de

52349   **Christiane Kahnert-Ebbers,** Ernährungsberaterin, Heilpraktikerin,
Fachtherapeutin für natürliche Frauenheilkunde
Casa Sana, Zum Wibbelrusch 11, 52349 Düren
☎ 02421/20 21 796, Fax 02421/20 25 401
info@casasana-germany.com, www.casasana-germany.com

PLZ	Anschrift

52393 **Dagmar Breunich-Weirauch**, Heilpraktikerin
Praxis u. Therapiezentrum für Naturheilkunde, Mittelstraße 15,
52393 Hürtgenwald
☎ 02429/908 95 49 und 0160/964 008 65, Fax 02429/90 81 72
d.breunich@web.de

52525 **Petra Clemens**, Gesundheitsberaterin (IfEG)
PC Beauty Lounge, Hochstraße 37, 52525 Heinsberg/Rheinland
☎ 02452/988 48 89
info@pcbeautylounge.de, www.pcbeautylounge.de

53227 **Siegrun Schmidl**, Gesundheitsberaterin (IfEG)
Kosmetik-Praxis, Im Michelsfeld 7c, 53227 Bonn
☎ 0228/44 05 50, info@praxis-schmidl.de

53474 **Helena Müller**, Gesundheitsberaterin (IfEG)
Beauty Gallerie, Lerchenweg 31, 53474 Bad Neuenahr-Ahrweiler
☎ 02641/91 22 99 0, Fax 02641/91 22 99 1
beauty.gallerie.mueller@t-online.de

53797 **Petra Deyhle**, Heilpraktikerin
Naturheilpraxis, Am Hollenberg 22, 53797 Lohmar
☎ 02246/90 97 95, Fax 02246/91 11 63
Petra.Deyhle@t-online.de, www.naturheilpraxis-deyhle.de

54516 **Edith Scharfbillig**, Heilpraktikerin
Naturheilpraxis, Im Grau 18, 54516 Wittlich
☎ 06571/9 30 46

55234 **Anette Spath**, Gesundheitsberaterin (IfEG)
Kosmetikstudio, Birnweg 2, 55234 Erbes-Büdesheim
☎ 06731/38 16, Fax 06731/99 69 6/
info@wellness-spath.de, www.wellness-spath.de

55286 **Vera Schönbauer**, Gesundheitsberaterin (IfEG)
Kosmetik Insel Schönbauer, Julius-Cäsar-Straße 7, 55286 Wörrstadt
☎ 06732/6 16 68
www.kosmetik-insel-schoenbauer.de

56170   **Rosemarie Kuckhoff**, Gesundheitsberaterin (IfEG)
Kosmetikstudio, Bahnhofstraße 13, 56170 Bendorf
☎ 02622 /58 88, Fax 02622/90 43 26
kosmetik.r.kuckhoff@gmx.de

56329   **Andrea Paas**, Gesundheitsberaterin (IfEG)
IndividuellesGesundheitsManagement, Am Rheinweg 38,
56329 St. Goar, ☎ 06741/98 17 04, Fax 06741/98 17 13
andreapaas@t-online.de, www.gesundheitsmanagement-paas.de

56410   **Branka Simunovic**, Gesundheitsberaterin (IfEG)
Kosmetikinstitut Life Line, Tonnerrestraße 17, 56410 Montabaur
☎ 02602/94 74 84
info@onlifeline.de, www.onlifeline.de

56826   **Yvonne Fiedler**, Gesundheitsberaterin (IfEG)
Institut de Beauté, Driescher Straße 12, 56826 Lutzerath
☎ 02677/95 19 96
institut-de-beaute@web.de, www.institut-de-beaute.de

57368   **Elisabeth Hansen**, Gesundheitsberaterin (IfEG)
Kosmetikstudio, Kölner Straße 97, 57368 Lennestadt
☎ 02721/71 99 77, Fax 02721/1 22 92
info@kosmetikstudio-hansen.de

57462   **Heidi Merten**, Gesundheitsberaterin (IfEG)
Gesundheitsberatung, Vor den Brüchen 2, 57462 Olpe
☎ 02761/6 46 84

58119   **Dagmar Geck,** Gesundheitsberaterin (IfEG)
Kosmetikinstitut, Stennertstraße 4, 58119 Hagen
☎ 02334/44 40 43
kosmetik-geck@web.de, www.kosmetikinstitut-geck.de

58256   **Barbara Mittag**, Gesundheitsberaterin (IfEG)
Gesundheitsberatung, Voerderstraße 85, 58256 Ennepetal
☎ 02333/7 25 42, Fax 02333/7 26 33
b.mittag@kosmetik-mittag.de, www.kosmetik-mittag.de

PLZ	Anschrift

58515 **Gabriele Kligge**, Gesundheitsberaterin (IfEG)
Be a Beauty, Taganrogstraße 10, 58515 Lüdenscheid
☏ 02351/432 56 92
gabriele-kligge@t-online.de, www.be-a-beauty.de

59075 **Margret Sand**, Gesundheitsberaterin (IfEG)
Wellness Kosmetik, Hammer Straße 3a, 59075 Hamm
☏ 02381/87 60 800
info@hamm-wellness.de, www.hamm-wellness.de

59329 **Johanna Berenskötter,** Heilpraktikerin
Naturheilpraxis, Kolpingstraße 30, 59329 Wadersloh
☏ 02523/93 82 81
berenskoetterj@web.de

60486 **Roswitha Büttner**, Gesundheitsberaterin (IfEG)
Cosmetic Studio, Varrentrappstraße 75, 60486 Frankfurt/Main
☏ 069/77 43 19
schwanenfamilie@web.de, www.cosmetic-buettner.de

64390 **Caren Geisler,** Heilpraktikerin
Naturheilpraxis, Eichenweg 64, 64390 Erzhausen
☏ 06150/17 01 77

65205 **Madeleine Kämmerling**, Psychologin, Heilpraktikerin
Gesundheitsberatung, Römerstraße 52, 65205 Wiesbaden
☏ 06122/53 05 30
madeleine.kaemmerling@t-online.de, www.anti-aging-and-more.com

65239 **Stefanie Eifel**, Gesundheitsberaterin (IfEG)
Kosmetik Eifel***** - Refugium für professionelles Anti-Aging
Weinbergstraße 37, 65239 Hochheim/Main, ☏ 06146/22 48
kontakt@kosmetik-eifel.de, www.kosmetik-eifel.de

65343 **Dagmar Gruschke**, Gesundheitsberaterin (IfEG)
KG-Praxis und Naturheilverfahren, Kiliansring 16,
65343 Eltville am Rhein, ☏ 06123/49 75

PLZ	Anschrift

65779 **Andrea Gies**, Life Coach, AROHA Trainerin, Gesundheitsberaterin (IfEG)
Ganzheitliche Gesundheitsberatung & Kosmetik,
AROHA Fitnesstraining, 65779 Kelkheim, ☎ 0173/325 88 90
info@kosmetikberatung-gies.de, www.kosmetikberatung-gies.de

67071 **Mathilde Menges,** Gesundheitsberaterin (IfEG)
Gesundheitsberatung, Dürkheimer Straße 41, 67071 Ludwigshafen
☎ 0621/67 45 29, Fax 0621/629 77 66
mathilde.menges@t-online.de

67117 **Elvira Emmer**, Gesundheitsberaterin (IfEG)
Gesundheitsberatung, Speyerer Straße 40, 67117 Limburgerhof
☎ 06236/6 06 99
elvira.emmer@t-online.de, www.atelier-der-kosmetik.de

67146 **Margot Noppenberger**, Gesundheitsberaterin (IfEG)
Kosmetik-Salon, Roßmühle 5, 67146 Deidesheim
☎ 06326/14 58, Fax 06326/98 01 92

68219 **Birgit Siegel-Urban**, Gesundheitsberaterin (IfEG)
Kosmetik-Institut, Chiemseestraße 90, 68219 Mannheim
☎ 0621/806 09 84, mail@kosmetikinstitut-siegel-urban.de,
www.kosmetikinstitut-siegel-urban.de

68723 **Gabriele Peschke**, staatl. anerkannte Fachkosmetikerin,
Gesundheitsberaterin (IfEG)
Kosmetik-Haus Peschke, Karlsruher Straße 13b, 68723 Schwetzingen
☎ 06202/5 44 29, Fax 06202/5 84 93 46
info@kosmetik-haus-peschke.de, www.kosmetik-haus-peschke.de

70563 **Heidi und Peter Mühlbauer**, Gesundheitsberater (IfEG)
Modefriseur Mühlbauer, Hauptstraße 100, 70563 Stuttgart
☎ 0711/73 45 80
info@modefriseur-muehlbauer.de, www.modefriseur-muehlbauer.de

71159 **Cornelia Drynda**, Gesundheitsberaterin (IfEG)
Gesundheitsberatung, Uhlandstraße 9, 71159 Mötzingen
☎ 07452/79 03 27, Fax 07452/79 03 28

PLZ	Anschrift

72172 **Heidi Adrion,** Heilpraktikerin
Praxis für Naturheilkunde und Vitalogie, Aistaigerstraße 32,
72172 Sulz-Sigmarswangen
☎ 07454/9 22 37

72202 **Corry Ullrich**, Gesundheitsberaterin (IfEG)
Gesundheitsberatung, Danziger Straße 22, 72202 Nagold
☎ 07452/6 95 20
innerbalance@hotmail.de

72622 **Iris Oettinger**, Heilpraktikerin
Naturheilkundliche Praxis für Schmerz- und Regenerationstherapie,
Zentrum für Ästhetik und Vitalität, Galgenbergstraße 11,
72622 Nürtingen, ☎ 07022/50 30 00, Fax 07022/50 30 01
info@irisoettinger.de, www.irisoettinger.de

74889 **Jane Molke**, Gesundheitsberaterin (IfEG)
Kosmetikinstitut, Rheilweg 4, 74889 Sinsheim
☎ 07261/45 35
janemolke@web.de

75417 **Birgit Peter**, Gesundheitsberaterin (IfEG)
Body - Styling Studio, Merkurstraße 9, 75417 Mühlacker
☎ 0178/133 18 30
bodystylingstudio.birgit@googlemail.com

76532 **Elke Schwab**, Gesundheitsberaterin (IfEG)
Kosmetik-Fachinstitut, Oberwaldstraße 8, 76532 Baden-Baden
☎ 07221/5 33 68, Fax 07221/399 99 35
fuchs-schwab@arcor.de, www.kosmetik-elke-schwab.de

76534 **Uschi Carmien**, Gesundheitsberaterin (IfEG)
Gesundheitsberatung, Im Lindenbosch 7, 76534 Baden-Baden
☎ 07223/68 56
ucarmien@t-online.de

76547 **Anita Lamprecht**, Gesundheitsberaterin (IfEG)
    Naturkundliche Ganzheitspflege, Matthias-Grünewald-Straße 13a,
    76547 Sinzheim
    ☏ 07221/9 97 94, a.l.oha@gmx.de

76726 **Ursula Kühlmann**, Gesundheitsberaterin (IfEG)
    Gesundheitsberatung, Trommelweg 20, 76726 Germersheim
    ☏ 07274/21 13, Fax 07274/9 40 87

78054 **Birgit Wager**, Gesundheitsberaterin (IfEG)
    Hautpflege-Praxis Wager, Gustav-Schwab-Straße 99,
    78054 Villingen-Schwenningen
    ☏ 07720/3 28 78, Fax 07720/3 28 87
    info@hautpflege-wager.de, www.hautpflege-wager.de

80333 **Elke Hilbert**, Gesundheitsberaterin (IfEG)
    Quintessence UNIQUE, Augustenstraße 66, 80333 München
    ☏ 089/52 38 80 81

80686 **Rosemarie Müller**, Gesundheitsberaterin (IfEG)
    Kosmetik-Visagistik-Institut, Käthe-Bauer-Weg 9, 80686 München
    ☏ 089/56 99 62 und 0177/628 45 20
    RosmarieMueller@t-online.de

80937 **Daniela Rieperdinger**, med. geprüfte Ernährungsberaterin (ZfN),
    Gesundheitsberaterin (IfEG)
    Gesundheitsberatung, Starenweg 3, 80937 München
    ☏ 089/311 61 62, daniela.rieperdinger@me.com

81376 **Beate Wisniowski**, Gesundheitsberaterin (IfEG)
    Gesundheitsberatung, Gräfelfingerstraße 59, 81375 München
    ☏ 089/74 14 12 67

82008 **Helga Kraft**, Gesundheitsberaterin (IfEG)
    Gesundheitsberatung, Fasanenstraße 53a, 82008 Unterhaching
    ☏ 089/61 63 11
    kosmetikhelgakraft@gmx.com, www.helga-kraft.de

PLZ   Anschrift

82131   **Carola Keller**, Gesundheitsberaterin (IfEG)
         Kosmetik Wellness Ästhetik, Römerstraße 33d, 82131 Gauting
         ☎ 089/850 17 26, Fax 089/893 057 27

82319   **Andrea S. Müller**, Gesundheitsberaterin (IfEG)
         cosmetic&more, Maximilianstraße 6, 82319 Starnberg
         ☎ 0170/493 25 74
         info@kosmetikstudio-am.de, www.kosmetikstudio-am.de

83607   **Monika Hoffmann**, Heilpraktikerin
         Naturheilpraxis, Buchenstraße 22, 83607 Holzkirchen
         ☎ 08024/47 98 07, Fax 08024/30 78 42
         info@hoffmann-gesundheitsberatung.de,
         www.hoffmann-gesundheitsberatung.de

83730   **Hecker Margret**, Gesundheitsberaterin (IfEG)
         Gesundheitsberatung, Schreiern 1 / Wiedenhof, 83730 Fischbachau
         ☎ 08028/28 97
         margret-hecker@t-online.de

84556   **Helmtrud Unterstaller**, ärztlich geprüfte Ernährungsberaterin,
         Gesundheitsberaterin (IfEG)
         Gesundheitsberatung, Alte Bahnhofstraße 6, 84556 Kastl
         ☎ 08671/1 33 85, UNKOFU@web.de

85235   **Rosi Rapp-Konrad**, Gesundheitsberaterin (IfEG)
         Kosmetik & Wellness, Hochfeldstraße 1, 85235 Sittenbach
         ☎ 08134/93 55 97, Fax 08134/93 55 98
         rrapp-konrad@t-online.de

85521   **Sigrid Vogel**, Gesundheitsberaterin (IfEG)
         Oase für Schönheit & Gesundheit, Forststraße 82, 85521 Riemerling
         ☎ 089/60 42 60
         vogel.sigrid@arcor.de

PLZ	Anschrift

93049 **Claudia Winzel**, Gesundheitsberaterin (IfEG)
Claudia's Top Style, Lilienthalstraße 10, 93049 Regensburg
☎ 0941/307 69 66

93494 **Gerlinde Fischer**, Gesundheitsberaterin (IfEG)
Praxis für ganzheitliche Hautbehandlung, Weideweg 1,
93494 Waffenbrunn, ☎ 09971/392 99 99, Fax 09971/7 96 44
info@hautbehandlung-fischer.de

96047 **Carola Reck**, Gesundheitsberaterin (IfEG)
Fachinstitut für Cosmetic und Medical Beauty, Kesslerstraße 30,
96047 Bamberg, ☎ 0951/519 556 68
info@kosmetikpraxis-reck.de, www.kosmetikpraxis-reck.de

96523 **Grit Leuthäuser,** Gesundheitsberaterin (IfEG)
Salon Leuthäuser, Lindenstraße 5, 96523 Steinach
☎ 036762/3 24 39 und 09568/55 28, Fax 036762/3 14 54
friseur.leuthaeuser@googlemail.com

97318 **Judith Schüßler**, Gesundheitsberaterin (IfEG)
Gesundheitsberatung, Klettenberg 44, 97318 Kitzingen
☎ 09321/93 72 13

97332 **Maria Hösch**, Gesundheitsberaterin (IfEG)
Naturheilkundliches Kosmetikstudio Optima-Balance, Weidingerring 8,
97332 Volkach
☎ 09381/25 92, Fax 09381/25 92

Niederlande (NL)

Bei Telefonaten aus dem Ausland bitte die 0031 vorwählen und die 0 der Vorwahl weglassen.

PLZ	Anschrift

7004 **Ariane von Dongen-Middelkoop**, Complementair Therapeut
Arvital-Praxis, Rekhemseweg 83, 7004 HA Doetinchem
☎ 0314/32 43 02 – auch deutsch sprechend
arianemiddelkoop2@hotmail.com

Österreich (A)

Bei Telefonaten aus dem Ausland bitte die 0043 vorwählen und die 0 der Vorwahl weglassen.

PLZ	Anschrift

1030   **Brigitta Welz**, Gesundheitsberaterin (IfEG)
Feel Your Skin, Klimschgasse 3/G1, 1030 Wien
☎ 0664/174 67 05
brigitta.welz@hotmail.com

1060   **Monika Blokesch**, Gesundheitsberaterin (IfEG)
Kosmetik-Vertrieb, Windmühlgasse 20/57, 1060 Wien
☎ 0699/150 284 08, Fax 0699/196 635 74
info@skincoach.at

1210   **Christine Thuri**, Gesundheitsberaterin (IfEG)
Kosmetiksalon Christine, Anton Boschgasse 3-5, 1210 Wien
☎ 01/272 22 65
christa.thuri@aon.at

3040   **Elisabeth Veren**, Gesundheitsberaterin (IfEG)
Kosmetik-Fachinstitut, Alter Markt 20, 3040 Neulengbach
☎ 0664/101 28 60

Schweiz (CH)

Bei Telefonaten aus dem Ausland bitte die 0041 vorwählen und die 0 der Vorwahl weglassen.

PLZ	Anschrift

8472   **Ingeborg Wegmüller**, dipl. Naturärztin NVS
naturalhelp Zentrum Oase, Strehlgasse 24, 8472 Seuzach
☎ 052/203 36 31
kontakt@naturalhelp.ch, www.naturalhelp.ch

8953   **Andrea Pyka & Robert Ebner**, Heilpraktiker
Naturheilpraxis, Obere Reppischstraße 55, 8953 Dietikon
☎ 077/465 92 30 und 077/489 10 55
www.reise-in-dein-ich.ch und www.bewegung-befreit.ch